实用门诊急诊手册系列丛书

实用感染疾病科门诊急诊手册

主编　王勤环

编者　（以姓氏笔画为序）

万　华　王勤环　吴赤红

赵　鸿　陆海英　侯凤琴

徐小元　蔺小红

北京大学医学出版社

图书在版编目（CIP）数据

实用感染疾病科门诊急诊手册/王勤环主编．—北京：北京大学医学出版社，2008

ISBN 978-7-81116-281-3

Ⅰ．实…　Ⅱ．王…　Ⅲ．感染—疾病—急诊—手册　Ⅳ．R459.7-62

中国版本图书馆 CIP 数据核字（2008）第 145390 号

实用感染疾病科门诊急诊手册

主　　编：王勤环
出版发行：北京大学医学出版社（电话：010-82802230）
地　　址：（100191）北京市海淀区学院路 38 号　北京大学医学部院内
网　　址：http://www.pumpress.com.cn
E - mail：booksale@bjmu.edu.cn
印　　刷：北京地泰德印刷有限公司
经　　销：新华书店
责任编辑：药　蓉　　**责任校对：**杜　悦　　**责任印制：**郭桂兰
开　　本：880mm×1230mm　1/32　　**印张：**4.75　　**字数：**115 千字
版　　次：2008 年 11 月第 1 版　2008 年 11 月第 1 次印刷　**印数：**1—3000 册
书　　号：ISBN 978-7-81116-281-3
定　　价：13.90 元

前　言

本书讲述了感染疾病科门诊急诊常见病的诊断、鉴别诊断及处理。本文分发热待查、黄疸及肝病、腹泻、中枢神经系统感染及其他传染病五部分。内容简练、具体，便于基层、低年资医师在感染疾病科门诊急诊工作中应用。参编人员均为北京大学第一医院感染疾病科副主任医师以上人员，他们长期在感染疾病科一线工作，有较丰富的传染病基础理论知识及临床经验，本文可以说是他们经验的总结。在编写过程中编者虽力求准确、完善，但仍难免有不当甚至错误之处，敬请读者谅解及批评指正。

编者
2008 年 6 月

目 录

第一部分　发热待查

概　述

发热泛指体温超过正常（指腋温 37℃）。按发热原因的不同可分为感染性发热和非感染性发热。按体温高低的不同可分为低热（体温在 37.1～38℃）、高热（38.1～40℃）和过高热（体温大于 40℃）。按热程的不同可分为短期发热和长期发热，短期发热指发热病程不超过 2 周，大部分发热性传染病属于此类，如发热伴皮疹的传染病，麻疹、猩红热、水痘等，其他传染病如肾综合征出血热、流行性乙型脑炎、螺旋体病、立克次体病、伤寒、败血症、流行性脑脊髓膜炎、流行性感冒、细菌性痢疾、疟疾等；发热病程超过 2 周者为长期发热。此外还有不明热(FUO)，指体温≥38.5℃，热程在 3 个月以上，诊断尚未明确者。临床上发热病非常常见，可见于各科，其中不少疾病诊断困难。

病　因

发热病按病因的不同分为两大类。

1. 感染性发热：是发热病的常见原因。多种病原体如细菌（包括化脓性细菌、非化脓性细菌、结核菌及真菌）、病毒、立克次体、衣原体、支原体、螺旋体、原虫、蠕虫等感染人体可引起急、慢性传染病和急、慢性全身或局灶性感染，是引起发热最常见的原因。其中传染性较强的列为我国传染病防治法管理的法定传染病。不同传染病的发热特点、其伴随的临床表现及实验室检查有所不同，对诊断有重要作用的流行病学资料对不同传染病有不同的诊断价值。疾病最后确诊的方法亦不同，最好的确诊方法是病原体检测，如细菌感染。细菌感染以外的其他病原体感染，病原体用一般培养方法难以检出，则检测特异性抗原、抗体或核酸，尤其是特异性抗原或特异性 IgM 抗体均可作为早期重要的诊断依据。不同传染病的处理包括隔离、治疗及预防方法也不同。

2. 非感染性发热：常见疾病如下（详见《实用内科门诊急诊手册》有关章节）：

（1）结缔组织病：如系统性红斑狼疮、风湿病、类风湿关节炎、皮肌炎、硬皮病、成人 Still 病、结节性多动脉炎等。

（2）变态反应性病：如药物热、输血输液反应、血清病等。

（3）恶性肿瘤：如白血病、淋巴瘤、恶性组织细胞病、肉瘤及其他癌症等。

（4）其他：如神经源性（脑出血、自主神经功能紊乱）、甲状腺功能亢进、严重失水或出血、无菌性脓肿、内脏血管梗塞、组织坏死、充血性心力衰竭等。

发热病的诊断及鉴别诊断需注意的问题

1. 详细询问病史：除常规询问外，对于传染病应详细询问流行病学史，有时对诊断及鉴别诊断非常重要。如血吸虫病属于地方性疾病，仅发生于长江流域及其以南地区，故从未去过南方的北方人不考虑此病；院外治疗情况尤其是抗菌药物及激素应用的详细情况及其疗效如何，如规则应用某种抗菌药有效，则细菌性感染性疾病可能性大，甚至可能估计出病原体；如激素治疗有明显疗效，则可能为细菌感染或结缔组织性疾病。

2. 发热时间的长短：一般发热时间越长，感染性疾病包括传染病的可能性越小。如超过3个月发热的感染性疾病仅有结核病、黑热病、布氏杆菌病和慢性疟疾等。

3. 实验室检查对诊断及鉴别诊断很重要。如血白细胞，大多数细菌性感染性疾病血白细胞升高，如败血症、流行性脑脊髓膜炎、细菌性痢疾等，但结核病尤其粟粒型结核、伤寒等反而降低；病毒性感染性疾病血白细胞多降低或正常，而流行性乙型脑炎轻度升高，肾综合征出血热则可明显升高。血沉明显增快（在无贫血的情况下，大于100mm/h），应高度考虑为结缔组织病。血白细胞的碱性磷酸酶积分、粒细胞集落刺激因子及降钙素原的检测对鉴别细菌感染有一定价值，如明显升高提示细菌感染，明显降低则多为结缔组织病。病原学及相应的血清学检查是重要的确诊依据，尤其病原学检查，故对发热原因不明的疾病尤其怀疑细菌性疾病者，应尽早、反复进行细菌培养及涂片，最好在应用抗菌药物以前进行。其他发热病应多次检查相关的血清学检查，以尽早明确诊断。

4. 影像学尤其无创性检查必要时需重复，对有些感染性疾病的诊断重要。

5. 在诊治过程中，详细询问病情变化及细致的体检很重要，可能会发现明确诊断的重要线索。

6. 对于长期发热诊断未能明确的，应多考虑结核病尤其肺外结核及恶性肿瘤，包括血液病。此两类疾病临床并非少见，临床表现可千变万化，应进行活体组织检查及影像学检查，必要时进行试验性治疗，对诊断、鉴别诊断及预后有一定价值。

本文仅讨论传染病范畴内发热病的特点、诊断思路及常见病的处理。

（王勤环）

常见的发热传染病的诊治

发热传染病总的特点是多为高热，热程多较长，但大部分不超过2周；可伴有皮疹、脾大，血液白细胞可增高、正常或偏低。相关的流行病学资料可能有助于诊断，但最重要的确诊方法是病原体或相应的血清学检测。

一、流行性感冒（禽流感）

流行性感冒简称流感，是由流感病毒引起的急性呼吸道传染病。主要通过飞沫传播，具有高度传染性，临床特点为急剧起病，高热，伴头痛及全身酸痛、乏力等明显全身中毒症状，而呼吸道症状较轻。流感病毒可分为甲、乙、丙3型，其中甲型流感病毒极易变异，易发生暴发、流行；乙型变异较少，可引起小流行，丙型一般不易发生变异，多为散发。婴幼儿、老年人及体弱者的流感，易有肺炎等并发症。

【诊断要点】

1. 流行病学史：当地有流感流行，有接触史，冬春季多发。

2. 临床表现：潜伏期1～4日。起病急，以全身中毒症状为主，呼吸道症状轻微。

（1）单纯型：最常见。典型的临床表现是急起畏寒、高热，伴明显乏力、头痛、全身痛等症状，同时可有较轻的咽痛和干咳等上呼吸道症状。发热可2～5日，乏力可持续2周以上。

（2）肺炎型：多见于婴幼儿、老人、原有慢性疾病等免疫功能低下者。轻者发病类似单纯型流感，但发热持续时间较长。重者急起高热，剧咳，咳血痰，气急，甚至发绀，呼吸衰竭致死。两肺布满湿啰音，但无肺实变征。

3. 实验室检查

（1）血象：白细胞总数减少，淋巴细胞相对增加。

（2）血清学检查：用血凝抑制、ELISA 等方法检测急性期和恢复期双份血清的流感病毒特异性抗体，如有 4 倍升高，有诊断意义。

（3）急性期含漱液或鼻咽拭子，接种于鸡胚做组织培养。

在非流行期间，确诊常需依靠病原学和血清学诊断。

【诊断思路】

患者急起高热，伴乏力、头痛、全身痛，有轻微或无明显呼吸道症状；如周围有流感发生或流行，有接触史，基本可以诊断。如在非流行期，则需靠病原学或血清学诊断。

【鉴别诊断】

主要与普通感冒及其他病毒性呼吸道感染进行鉴别，其主要表现是鼻炎、咽炎等呼吸道症状，全身症状轻微。

【处　　理】

主要为对症及支持治疗，儿童应避免用阿司匹林治疗，以免诱发 Reye 综合征。对甲型流感重症患者可用金刚烷胺或金刚乙胺抗病毒治疗，剂量为 200mg/d，老年患者用半量，共 5 日；其副作用是眩晕、共济失调等中枢神经系统反应。可用奥斯他韦（达菲），成人 75mg，每日 2 次，连用 5 日，对甲、乙型流感病毒均有效；其主要副作用是恶心、呕吐。

禽流感

禽流感是甲型（A 型）流感病毒某些亚型引起的一种

禽类疾病，可感染人引起呼吸系统症状，其中以流感病毒 H_5N_1 亚型引起的症状较严重，可导致全身多脏器功能衰竭，病情进展快、病死率高。本章主要讨论 H_5N_1 引起的人感染高致病性禽流感。

【诊断要点】

1. 流行病学史：从事家禽业或在发病前 1 周内去过家禽饲养场所，接触过受 H_5N_1 感染的家禽或其粪便。

2. 临床表现：急性起病，早期表现类似普通流感，主要为发热，体温多在 38.5℃以上，以稽留热和不规则热型多见，热程 2～3 日，也可达 7 日；伴有畏寒、头痛、腹泻，腹泻为稀水便，部分病人可有咽痛、全身肌肉酸痛、全身不适、恶心、腹痛等症状，约半数患者肺部有实变体征，可闻及干、湿性啰音。严重患者病情进展快，有明显的出血征象，咳嗽痰中带血，血压明显下降，休克，肺部炎症进行性加重，血氧饱和度、氧分压下降，血氧指数异常，可出现肺出血、反应性胸腔积液、急性呼吸窘迫综合征（ARDS）、全血细胞减少、肾衰竭、败血症休克及 Reye 综合征、多脏器衰竭而死亡。

3. 实验室和影像学检查

（1）血象：白细胞计数及淋巴细胞降低，有出血征象者血小板降低。

（2）用 RT－PCR 法检测患者呼吸道标本中的 H_5N_1 禽流感病毒核酸；或从呼吸道分泌物中分离甲型流感病毒 H_5N_1 亚型，是最可靠的诊断依据。也可检测发病初期和恢复期血清中特异性抗体，滴度升高者有助于诊断。

（3）胸部 X 线片可显示单侧或双侧肺部多叶段高密度阴影或实变，少数可有胸腔积液。

【诊断思路】

结合流行病学史、临床表现、实验室检查、影像学和病原学检查，排除其他疾病，即可作出禽流感的诊断。

1. 医学留观病例：曾到过疫点，或与家禽及禽流感患者有密切接触史，1 周内出现流感临床表现者应警惕禽流感的可能。

2. 疑似病例：有流行病学史和临床表现，血清和呼吸道分泌物甲型流感病毒和 H 亚型病毒抗原（酶免疫法）阳性；或发病初期和恢复期，双份血清特异性抗体亚型滴度 4 倍或以上升高。

3. 确诊病例：从呼吸道标本（咽拭子、鼻咽或气管吸出物、痰或肺组织）或血清中分离到特定病毒；RT - PCR 对上述标本检测，有禽流感病毒 RNA 存在，经过测序证实，同时 3 个实验室验证均为阳性者；或发病初期和恢复期，双份血清特异性抗体亚型滴度 4 倍或以上升高，可确诊为人禽流感。

【鉴别诊断】

禽流感应注意与流感、上呼吸道感染、肺炎、传染性非典型肺炎、传染性单核细胞增多症、巨细胞病毒感染、军团菌肺炎、衣原体肺炎、支原体肺炎等鉴别。

【处　　理】

对疑似或确诊病例，应立即上报卫生防疫部门，并应按规定收入院进行隔离、治疗。

1. 对症支持治疗：对人禽流感目前无特异治疗方法，主要是综合性对症支持治疗。注意休息，多饮水，注意营养，密切观察病情变化；对高热、体温超过 39℃者，应每日拍胸片，查血气。重症病例可给予糖皮质激素治疗，甲泼尼龙（甲基强的松龙），成人 160～320mg/d，儿童 5mg/（kg·d）；面罩吸氧、无创和有创呼吸机辅助通气治疗。

2. 抗病毒治疗：对疑似禽流感病人应及早应用抗病毒药物，可试用奥司他韦（达菲），剂量 75mg/d，疗程 5 日。也可试用金刚烷胺和金刚乙胺，金刚烷胺剂量 100～

200mg/d，疗程5日，儿童5mg/（kg·d），肾功能受损者酌减剂量，有癫痫病史者忌用。

3. 抗菌药：可用氟喹诺酮类或大环内酯类预防及治疗继发感染。

（吴赤红）

二、传染性非典型肺炎

又称严重急性呼吸综合征（SARS），是由SARS冠状病毒（SARS－CoV）引起的一种具有明显传染性、可累及多个脏器的特殊肺炎，临床主要表现是发热、乏力、头痛、肌肉关节酸痛等全身症状和干咳、胸闷、呼吸困难等呼吸道症状，严重者出现气促或呼吸窘迫。

【诊断要点】

1. 流行病学史：2周内有与SARS患者接触史，或曾经前往或居住于SARS流行区域，或从事SARS相关工作。

2. 临床表现：发热为首发和主要症状，体温多超过38℃，可伴有畏寒、肌肉、关节酸痛、头痛、乏力。可有干咳、胸闷，严重者出现呼吸加速，急促，甚至呼吸窘迫，病情常于10～14日达高峰，发热、乏力等感染中毒症状及咳嗽、气促、呼吸困难等症状加重，病程2～3周后进入恢复期。肺部体征常不明显，部分患者可闻少许湿啰音，或有肺实变体征。

3. 实验室及辅助检查

（1）血象：白细胞不高，部分患者可降低，并常有淋巴细胞减少，T淋巴细胞计数降低。

（2）检测SARS－CoV的特异性抗体（IgM、IgG）：多在发病后10～30日阳性。

（3）检测SARS－CoV RNA：多次、多种标本的阳性，对早期诊断有重要意义。

（4）X线检查：肺部出现不同程度的片状、斑片状浸润阴影。常为多发和双侧改变，并于发病中呈进展趋势。

【诊断思路】

有上述流行病学史及临床表现者，应高度怀疑本病，进行病毒学及血清学检查，同时严密观察肺部X线变化。对于缺乏明确流行病学依据，但具备其他SARS证据支持者，或有流行病学依据，有临床症状，但尚无胸部X线影像学变化者，应作为疑似病例，并进行病原学检查以助诊断。

【鉴别诊断】

1. SARS早期病例有时与上呼吸道感染较难鉴别，主要鉴别点在于前者多无上呼吸道卡他症状。

2. 与流行性感冒、肺炎支原体肺炎、军团菌肺炎等其他病原体引起的肺炎鉴别，最重要的鉴别点是病原学检查。

【处　　理】

1. 应按规定及时上报传染病疫卡，并应收入院进行隔离治疗。

2. SARS为自限性病毒性疾病，无特效治疗，可试用利巴韦林、干扰素等抗病毒治疗。

3. 主要为支持及对症治疗。

（1）剧烈咳嗽者用镇咳、祛痰药。

（2）有明显呼吸困难及缺氧者，予以吸氧、面罩给氧，必要时气管插管或切开或应用呼吸机。

（3）有下列指征之一者可考虑使用糖皮质激素：①严重中毒症状，高热持续3日不退。②48小时内肺部阴影面积扩大超过50%。③有急性肺损伤或出现ARDS。一般成人剂量是甲泼尼龙每日80～320mg，剂量及疗程可根据病情调整，大剂量不宜应用时间过长。

（吴赤红）

三、肾综合征出血热

肾综合征出血热又称流行性出血热，是由汉坦病毒引起、鼠传播的一种自然疫源性疾病；我国主要病原是汉坦病毒的汉滩型（野鼠传播）和汉城型（家鼠传播）；发病高发季节是11月－1月，4月－6月。临床主要特点是发热、皮肤充血出血、肾损害三主症及经过发热期、低血压休克期、少尿期、多尿期和恢复期五期。本病呈世界流行，我国为高发区，绝大多数地区均为疫区，包括北京市。

【诊断要点】

1. 流行病学史：发病高峰在11月－1月及4月－6月。居住地有本病发生流行，或近期去过疫区，周围环境有鼠。

2. 临床表现：潜伏期多为2周。有发热期、低血压休克期、少尿期、多尿期及恢复期。

（1）发热期：急性起病，高热，伴全身痛、头痛、腹痛、腹泻等全身毒血症症状。有皮肤充血、出血、水肿等血管损伤表现，此期尿检查可有尿蛋白等肾损伤表现。

（2）低血压休克期：表现为因大量渗出引起的低血容量休克。

（3）少尿期：表现为少尿（每日尿量少于500ml）或无尿（每日尿量少于50ml）及其引起的水、电解质、酸碱平衡失调，严重者出现高血容量综合征和肺水肿。

（4）多尿期：主要表现为多尿（每日尿量大于3000ml），及其引起的水、电解质、酸碱平衡失调，可分为移行期、多尿早期及多尿后期。在移行期、多尿早期肾功能尚未恢复，反而可继续加重。

（5）恢复期：病情逐渐恢复，但肾功能需较长时间才能完全恢复。

可有越期（直接从发热期进入少尿期或多尿期）或期重叠现象（如低血压休克期与少尿期重叠）。

主要并发症是腔道出血、弥散性血管内凝血（DIC）、继发感染、脑炎脑膜炎、自发性肾破裂及ARDS等，多发生在低血压休克期、少尿期及多尿期。

按病情轻重如发热的高低、中毒症状轻重、休克、出血和肾损害的程度可分为轻型、中型、重型、危重型及非典型型。

（1）轻型：体温在39℃以下，中毒症状轻，无休克及少尿，除皮肤淤点外，无其他出血现象。

（2）中型：即普通型，最多见。体温39～40℃，有明显中毒症状，有水肿、出血、休克、少尿及多量尿蛋白。

（3）重型：体温40℃以上，有严重中毒症状、出血、水肿、休克，可有腔道出血、少尿甚至无尿。

（4）危重型：在重型的基础上出现下列病变之一者：难治性休克、重要脏器出血、少尿5日以上或无尿2日以上、BUN大于42.8mmol/L，有心力衰竭、肺水肿，或中枢神经系统并发症如脑出血、水肿或脑疝，或有严重继发感染者。严重病例可因肾衰竭及严重并发症而死亡。

（5）非典型型：体温低于38℃，皮肤有散在淤点，微量尿蛋白，血清特异性抗体阳性。

3. 实验室检查

（1）血白细胞可明显升高及出现异型淋巴细胞；血小板下降，合并DIC者更明显。尿检查有多量蛋白，镜检可有红细胞及管型。

（2）汉坦病毒特异性抗体（包括IgM、IgG）病程早期即可阳性，可作为确诊依据。

【诊断思路】

急性高热的病人，如有全身痛、头痛等毒血症症状，有皮肤充血、出血点及面红者，应注意询问病史，居住地有无肾综合征出血热，周围环境是否有鼠；同时检查尿常规，如发现有明显蛋白尿，询问如既往无肾病，则应高度怀疑本病，并立即采血送当地疾病控制中心检测汉坦病毒特异性抗体（IgG、IgM），当日即可得结果，以明确诊断。如来诊时病程较长，应询问在外院诊治经过，尤其注意发病后有无低血压及少尿，均有助于本病的诊断。同时注意鉴别诊断，除外其他发热病。

【鉴别诊断】

1. 发热期：需与上呼吸道感染、败血症、急性胃肠炎等鉴别。

2. 低血压休克期：需与败血症、流行性脑脊髓膜炎等感染性休克鉴别。

3. 少尿期：需与急性肾炎及其他原因引起的急性肾衰竭鉴别。

【处　理】

应按乙类传染病，上报传染病疫卡。急性期应住院治疗观察。治疗原则是三早（早发现、早诊断、早治疗）一就地（就地治疗）及综合治疗，不同病期采取不同治疗措施。

1. 发热期：主要是抗病毒及液体疗法，补足血容量。

（1）利巴韦林 1g/d，加入 10%葡萄糖液内静脉滴入，疗程 3～5 日。

（2）静脉输注平衡盐液或葡萄糖盐液，平衡盐液所含电解质、酸碱度和渗透压与人体细胞外液相似，常用复方醋酸钠液，每升含氯化钠 5.85g、氯化钙 0.33g、氯化钾 0.3g、醋酸钠 6.12g（即钠 145mmol/L、钾 4mmol/L、氯 108.5mmol/L、钙 2.25mmol/L）。

2. 低血压休克期

（1）扩充血容量：以平衡盐液为主，液体应晶胶结合，胶体液可用低分子右旋糖酐、甘露醇、血浆或白蛋白。

(2) 纠正酸中毒：代谢性酸中毒主要用5%碳酸氢钠，每次60～100ml，或根据二氧化碳结合力检测结果调整剂量。

(3) 血管活性药；扩容、纠酸后血压仍不稳定，可用血管活性药，如多巴胺10～20mg/100ml液体静脉滴注。休克难以纠正者，可短期应用肾上腺皮质激素，如地塞米松10～20mg静脉滴注。

3. 少尿期：治疗原则是稳、促、导、透，即稳定内环境、促进利尿、导透或透析治疗。

(1) 稳定内环境：如除外肾前性少尿（表1），应严格控制液体量（液体量为前一天尿量和呕吐量加500～700ml）。并注意纠正酸中毒。

表1 肾前性少尿与肾性少尿的鉴别

	肾前性少尿	肾性少尿
脱水征	+	－
尿比重	≥1.020	1.010左右
中心静脉压	降低	正常
尿镜检	正常	异常
尿渗透压	≥500mOsm/L	≤350mOsm/L
尿钠	≤20mmol/L	≥40mmol/L
尿肌酐/血肌酐	>20	≤20
尿尿素/血尿素	>14	≤14
输液后尿量	增加	不增加

(2) 积极利尿：初期可用20%甘露醇125ml静注。常用呋塞米20～300mg静注。

(3) 导泻治疗：用利尿药无效时，包括病人有透析指征而不具备透析条件者，可口服甘露醇每次20g，或中药大黄煎剂，或50%硫酸镁每次20～30ml，使体内潴留的液体、毒素等从肠道排出。

（4）透析治疗：透析指征是①少尿>5 日或无尿>2 日；②明显氮质血症，BUN≥32mmol/L 或每日上升 7.15mmol/L；③血肌酐>530μmol/L，有严重酸中毒症状；④出现高钾血症，心电图有高钾表现；⑤有高血容量综合征及明显肺水肿或脑水肿。有上述条件之一者，即应进行透析治疗。

（5）积极防治并发症，尤其是继发感染，早期发现及时予以有效抗生素治疗。

4. 多尿期：移行期和多尿早期的治疗同少尿期；多尿后期主要是维持水、电解质平衡及防止并发症。

（王勤环）

四、麻疹

麻疹是由麻疹病毒引起的急性呼吸道传染病，儿童易感，目前成人亦有发病。临床特点为发热、流涕、眼结膜炎、咳嗽等上呼吸道炎症，麻疹黏膜斑及皮肤出现斑丘疹。

【诊断要点】

1. 流行病学史：未患过麻疹、未接种过麻疹疫苗或未接触过麻疹病人的人均为易感者。易感者有麻疹病人接触史。

2. 临床表现：潜伏期一般 10 日，曾接受自动或被动免疫者可延长至 3～4 周。

（1）前驱期：急起高热，体温高达 39℃或更高，伴流泪、流涕、咳嗽等上呼吸道卡他症状，眼部常有畏光、流泪及结膜充血等。发病 2～3 日后于颊黏膜近第一臼齿处，有 0.5～1mm 的白色小点数个，周围有红晕，白色斑点可融合成小片，2～3 日消失（即麻疹黏膜斑）。

（2）出疹期：起病3～4日后出疹，出疹先由耳后发际开始，渐及额、面、颈、躯干和四肢，最后到达手掌和足底，皮疹初起为淡红色斑丘疹，可融合，疹间皮肤正常。出疹期持续高热及明显全身中毒症状，严重者伴嗜睡、抽搐，持续3～5日。

（3）恢复期：约在病程的第6～7日进入恢复期，发热和全身症状迅速减轻，皮疹消退，疹退后有色素沉着和脱屑，无并发症者大约病程为9～10日。

成人麻疹病情较重，高热较多，并发症少见。

（4）并发症：支气管肺炎、心肌炎、喉炎、脑炎及亚急性硬化性全脑炎等。

3. 实验室检查

（1）血象：白细胞总数常减少，而淋巴细胞增多。

（2）病程第一周在患者鼻咽分泌物和痰标本涂片瑞氏染色可见多核巨细胞，对麻疹诊断有重要参考价值。

（3）血清麻疹IgM抗体阳性可以确诊，也可在剥脱的细胞中查麻疹病毒抗原。

（4）早期病人鼻咽分泌物和血液等接种于敏感的组织细胞，分离病毒。

【诊断思路】

未患过麻疹、未接种过麻疹疫苗或未接触过麻疹病人的人均为易感者，有麻疹病人接触史。临床特点为发热、流涕、眼结膜炎、咳嗽等上呼吸道炎症，有麻疹黏膜斑及典型皮疹，一般即可诊断。有条件可查血清麻疹IgM抗体，阳性可以确诊。

【鉴别诊断】

1. 风疹：发热及上呼吸道症状轻，无麻疹黏膜斑，皮疹少，1～2日疹退，疹退后不留色素、不脱屑，并有耳后、颈部淋巴结肿大。

2. 药物疹：有用药史或接触过药物引起，躯干、四肢出现斑丘疹，大小不一、发痒，伴发热或无热。

【处　理】

对确诊病例应填写报告传染病疫卡，对疑似病例应报疑似诊断，确诊后应补报更正报告。急性期及有并发症的病人应收入院治疗。

1. 一般支持治疗：保证患者足够的液量及热量；室内通风良好，温度适宜；做好护理工作，防治并发症。

2. 对症及并发症的防治：高热用解热镇痛剂，咳嗽用祛痰止咳剂。

（1）肺炎：可用青霉素每日 3 万～5 万 U/kg，分次肌注或加入葡萄糖液内静点。可根据痰细菌培养及药敏试验结果调整抗菌药。高热伴严重中毒症状者可短期应用氢化可的松每日 5～10mg/kg 静点。

（2）急性喉炎：使患儿安静，应用抗菌药，有明显呼吸困难、严重缺氧及喉头水肿者应用肾上腺皮质激素，出现喉头梗塞者应气管插管甚至气管切开。

（3）心肌炎：有心力衰竭者应用毒毛花苷（毒毛旋花子苷 K）或毛花苷 C（西地兰），重症患者应用肾上腺皮质激素。

（吴赤红）

五、流行性腮腺炎

流行性腮腺炎为腮腺炎病毒引起的急性呼吸道传染病，多见于儿童及青少年。主要表现为唾液腺的非化脓性炎症性肿大，可引起脑膜炎、睾丸炎、卵巢炎和胰腺炎等。

【诊断要点】

1. 流行病学史：发病前 2～3 周有与流行性腮腺炎病人接触史。

2. 临床表现

(1) 多数起病较急，可有寒战、发热，成人症状更重，少数起病较缓，在发热前可有乏力、食欲下降、肌肉酸痛、头痛等前驱症状。

(2) 起病 1～2 日后出现耳部疼痛，继之出现腮腺等唾液腺肿大。腮腺肿大以耳垂为中心，向前、后、下方发展，表面皮肤发亮，温度升高，腺体质地坚韧，有触痛及胀痛，边界不清，腮腺导管开口处红肿，先为单侧，继之常侵犯双侧；可有舌下腺、颌下腺肿大。

(3) 并发症

1) 脑膜炎或脑膜脑炎：儿童较多见，腮腺肿痛发病后 4～5 日出现明显头痛、呕吐及脑膜刺激征，亦有的在腮腺炎发病前先出现脑膜炎表现，继之出现腮腺肿痛。腰穿脑脊液检查见压力升高，白细胞数及蛋白轻度升高，糖、氯化物正常。

2) 睾丸炎：男性成人可并发睾丸炎，表现为睾丸肿痛，单侧多见。

3) 其他有胰腺炎、女性卵巢炎等。

3. 实验室检查

(1) 血象：白细胞总数多正常，合并睾丸炎者可升高。

(2) 多数病人都有不同程度的血、尿淀粉酶升高。

(3) 检测腮腺炎病毒 IgM 抗体。

【诊断思路】

多见于儿童及青少年，有与流行性腮腺炎病人接触史，主要表现为发热、腮腺部位肿痛。检查腮腺炎病毒 IgM 抗体可以确诊。

【鉴别诊断】

1. 与化脓性腮腺炎、腮腺导管阻塞、症状性腮腺肿大及其他病毒性腮腺炎鉴别。化脓性腮腺炎常为单侧，局部红、肿、热、痛明显，挤压腮腺导管口有脓汁溢出，血白细胞增多，核左移。症状性腮腺肿大主要见于慢性疾病患者，或服用碘化物、羟布宗（羟保泰松）等药物可导致腮腺肿大。

2. 流行性腮腺炎并发腮腺炎脑膜炎与其他病毒性脑膜炎鉴别，有流行性腮腺炎的接触史及上述临床表现，又出现明显头痛、呕吐、颈抵抗及克氏征阳性，腰穿脑脊液检查为非化脓性表现，类似其他病毒性脑膜炎变化。

【处　　理】

急性期及有并发症的病人应收入院隔离治疗。

1. 注意卧床休息与呼吸道隔离，加强口腔护理，进流质或半流质饮食，高热不退者对症治疗。

2. 可给予清热解毒治疗，板蓝根冲剂 1～2 袋，每日 2～3次。腮腺局部用如意金黄散等敷用。

3. 治疗并发症，主要是对症治疗。

（吴赤红）

六、传染性单核细胞增多症

传染性单核细胞增多症是由 EB 病毒感染所致的急性传染病，临床表现以发热，咽峡炎，肝、脾、淋巴结肿大为特征，伴血液中白细胞总数及淋巴细胞数增多，出现异型淋巴细胞，可有肝功能异常，血清中嗜异性抗体及 EB 病毒 IgM 抗体阳性可确诊。

【诊断要点】

1. 临床表现

（1）发热：体温 38.5～40℃，部分患者有畏寒、寒战，热程不一，数日至数周甚至长达数月。

（2）咽、扁桃体疼痛、肿胀，扁桃体可有渗出物及伪膜。

（3）淋巴结肿大：约70%患者有淋巴结肿大，以颈后淋巴结肿大最常见，其次是腋下、腹股沟，一般不超过3cm，无粘连及明显压痛，热退后数周才消退。

（4）肝、脾肿大：可伴转氨酶升高。

（5）其他：可出现皮疹、出血点，神经系统症状可有脑膜脑炎及格林-巴利综合征，偶见心包炎、心肌炎、肾炎等。

2. 实验室检查

（1）早期血白细胞总数可正常或偏低，以后可增高，淋巴细胞增多，异型淋巴细胞10%以上。

（2）肝功能ALT大多异常。有神经系统症状者脑脊液可有改变。

（3）血清嗜异性凝集试验或抗EB病毒IgM抗体阳性，为其确诊依据。

【诊断思路】

以发热、咽峡炎、淋巴结肿大、脾肿大为特征，伴血液中白细胞总数及淋巴细胞增多，异型淋巴细胞>10%，应考虑本病，查血清嗜异性抗体及EB病毒IgM抗体可确诊。

【鉴别诊断】

1. 发热、咽痛、咽峡炎：应与急性上呼吸道感染、疱疹性咽峡炎、急性扁桃体炎鉴别。

2. 皮疹：应与麻疹、猩红热等出疹性传染病及药疹鉴别。

3. 淋巴结肿大：尤其是颈部淋巴结肿大应与淋巴结结核鉴别。

4. 巨细胞病毒感染：也有发热、典型血象变化、肝功异常、脾肿大等类似表现，但很少出现咽痛和淋巴结肿大，血清中嗜异凝集试验阴性、特异性巨细胞病毒IgM抗体阳性。

【处　理】

急性期病人症状较重者应收入院治疗。

1. 本病以对症治疗为主，注意休息，注意口腔卫生，症状严重者可应用肾上腺皮质激素治疗。

2. 抗病毒治疗可能有效，阿昔洛韦（无环鸟苷）每日10～15mg/kg，加在输液中静脉滴注，疗程5～7日。

3. 有严重并发症者应对症治疗。

（吴赤红）

七、猩红热

猩红热为A群乙型溶血性链球菌所致急性呼吸道传染病，以发热、化脓性咽峡炎、全身弥漫性皮疹及退疹后有脱屑为特点，部分病人后期有心、肾、关节等变态反应性并发症。

【诊断要点】

1. 流行病学史：当地有本病发生或流行，可有本病接触史。

2. 临床表现，潜伏期2～3日（1～7日）。

（1）发热：起病急骤，高热，伴头痛、全身不适等全身中毒症状。

（2）化脓性咽峡炎：病初即可有明显咽痛、咽部红肿、扁桃体肿大，出现草莓舌与杨梅舌。

（3）皮疹：在发热第1～2日出现皮疹，多从耳部、颈部、上胸部开始，很快遍及全身，但口鼻周围常无明显充血（口周苍白圈）。皮疹特点是在皮肤弥漫性潮红基础上散在帽针头大小的充血性红点疹，少数可见粟粒疹或出血性皮疹，皮肤皱褶处皮疹密集或因摩擦出血而呈紫红色线状（巴氏线）。皮疹一般于2日内达高峰，2～7日内可以退净，疹退伴有表皮脱屑。

（4）除上述典型病例外，还有轻型、中毒型、脓毒型、外科型或产科型。

1）轻型：近年来多见。发热、咽峡炎均轻微，皮疹仅见于躯干部，病程短。

2）中毒型：近年来少见。高热、明显中毒症状，可出现中毒性心肌炎甚至中毒性休克等。

3）脓毒型：罕见。主要表现为咽部严重的化脓性炎症、坏死和溃疡，可波及邻近组织引起淋巴结炎、中耳炎及鼻窦炎等，甚至可引起败血症及化脓性迁徙性病灶。

4）外科型或产科型：病原体经伤口或产道侵入而致病，皮疹始于伤口或产道周围，后遍及全身，中毒症状轻，无咽峡炎表现。

（5）并发症：部分病人可在病期的 2～3 周出现变态反应性并发症如风湿病（心肌炎、心包炎、关节炎等）和急性肾小球肾炎改变，亦可有中毒性心肌炎、中毒性休克、化脓性病灶等。

3. 实验室检查

（1）血象：血白细胞总数及中性粒细胞均增加，核左移明显。

（2）细菌培养：咽培养有 A 群乙型溶血性链球菌。

（3）尿检查：早期有一过性蛋白尿，疾病后期可发生肾小球肾炎，尿中可有红、白细胞，甚至管型。

【诊断思路】

以发热、化脓性咽峡炎、全身弥漫性皮疹为特点，应考虑本病，可做血象和咽培养检查，血白细胞总数及中性粒细胞均增加，核左移明显，咽培养有 A 群乙型溶血性链球菌可以确诊。

【鉴别诊断】

1. 皮疹鉴别：与其他原因引起的皮疹鉴别，如药疹，起病前有用药史，皮疹常呈多形性，出疹无固定顺序，无咽峡炎及草莓舌，中毒症状轻。

2. 咽峡炎与其他化脓菌引起的咽峡炎鉴别，需靠咽培养确诊。

3. 与白喉鉴别，咽白喉起病缓慢，咽痛较轻，局部有白膜，白喉无皮疹。咽涂片与培养为白喉杆菌。

【处　　理】

对确诊病例填报传染病疫卡，对疑似病例应报疑似诊断，确诊后应补报更正报告。急性期及有并发症的病人应收入院治疗。

1. 呼吸道隔离，加强口腔护理，保证水分及营养供给，充分休息。

2. 病原治疗：首选青霉素，成人400万U，每6～12小时一次肌内注射，疗程7～10日；儿童10万～20万U/kg体重，分2～4次肌内注射。对中毒症状重者可加大剂量，最大量800万～1200万U，分2～3次，溶于生理盐水中静滴，10日为一个疗程。对于青霉素过敏者，可根据细菌培养和药敏试验调整抗菌用药。

3. 治疗并发症：除全身应用大量抗生素外，应清除化脓性病灶，治疗中毒性心肌炎等并发症。

（吴赤红）

八、伤寒、副伤寒

伤寒是由伤寒杆菌引起的急性消化道传染病，夏秋季多发。临床主要特点是发病较缓，持续发热，全身毒血症症状（相对缓脉、腹胀、神经系统中毒症状等），玫瑰疹，肝、脾肿大，及白细胞减少，可有肠出血及肠穿孔等并发症。病后多可获得较持久的免疫力。

【诊断要点】

1. 流行病学史：夏秋季发病，周围环境卫生差，有不洁饮食史，或与伤寒患者有接触史。

2. 临床表现：潜伏期一般10日左右。典型表现临床分4期。

（1）初期：病程第1周，发热为首发症状，体温呈阶梯式上升，5～7日时可达39～40℃，可伴有畏寒，但无寒战，伴有全身不适、食欲减退、轻度咳嗽等。

（2）极期：病程第2～3周，发热持续在39～40℃，多呈稽留热型，亦可有弛张热，同时出现多系统损害表现，如食欲下降、便秘，表情淡漠呈无欲状，精神恍惚、反应迟钝、听力减退，相对缓脉，玫瑰疹，绝大多数可出现脾肿大，部分患者肝可轻度肿大。

（3）缓解期及恢复期：病程第3～4周，体温呈弛张型下降，症状减轻，病情好转。

（4）并发症

1）肠出血：最常见，多发生于病后3～4周，伴有腹泻，进食粗糙食物和进食过饱等可为诱发因素。出血量多少不一，多者可导致出血性休克。

2）肠穿孔：为最严重的并发症，患者常突感右下腹痛，伴有恶心、呕吐、出冷汗、脉快、体温升高和血压下降，随后出现腹胀、腹部压痛及反跳痛等腹膜刺激征，检查肝浊音界消失，X线检查腹内游离气体征。

3）其他：中毒性心肌炎、中毒性肝炎、中毒性脑病、中毒性肾炎、溶血尿毒综合征等。

3. 实验室检查

（1）血象：白细胞减少，嗜酸性粒细胞较少或消失。

（2）肥达反应：发病第2周阳性率增加，第4周可达90%；“O”抗体效价在1∶80，“H”抗体效价在1∶160以上，或恢复期血清效价4倍以上增高者有诊断意义。但可有假阳性或假阴性，假阳性见于伤寒菌苗注射后（回忆反应），或其他发热病的交叉反应；假阴性见于发病初期或机体免疫功能低下者；应结合临床综合判断及动态观察评价其诊断意义。

（3）细菌学检查：血或骨髓培养出伤寒杆菌可确诊，在病程早期如第1、2周做血培养；如临床高度怀疑伤寒而血培养阴性，可行骨髓培养。

【诊断思路】

夏秋季发病，有不洁饮食史，或与伤寒患者有接触史，提示有感染的可能。凡发热持续在1周以上，伴有食欲减退、腹胀、精神不振、无欲状，体检：脾大、相对缓脉、玫瑰疹，应考虑到伤寒的可能。血白细胞减少，嗜酸性粒细胞较少或消失，肥达反应阳性，有助于诊断。血或骨髓培养出伤寒杆菌可确诊。

【鉴别诊断】

应与其他发热时间长，伴有肝、脾肿大，血白细胞减少的疾病相鉴别，如斑疹伤寒、布氏杆菌病、结核、钩端螺旋体病、革兰阴性杆菌败血症、疟疾、病毒感染等鉴别。

1. 斑疹伤寒：流行性斑疹伤寒和地方性斑疹伤寒均有高热，起病较伤寒急，皮疹出现在病后4～5日，但疹数较多。神经系统症状更明显，斑疹伤寒病程比伤寒短，2～3周左右即愈，血清学检查外斐反应阳性。发病季节流行性斑疹伤寒多在冬春季，地方性斑疹伤寒多在8－9月。

2. 布氏杆菌病：有牛羊接触史，有发热、多汗、关节痛等症状，胃肠道症状及其他中毒症状比伤寒轻，热型多不规则，血清布氏杆菌凝集试验和血培养可确诊。

3. 结核病：急性血行播散型结核如粟粒性结核可出现高热、明显的中毒症状、血白细胞减少等，还可有咳嗽、气促等症状。病期第2周胸片可有粟粒性改变。

4. 钩端螺旋体病：流感伤寒型（单纯型）的临床表现与伤寒相似，但起病较急，发热，伴有明显的肌肉疼痛、腓肠肌压痛、眼结膜充血及浅表淋巴结肿大，血白细胞及中性粒细胞轻度增高，血清显微镜凝集试验（血清显凝试验）和血培养可确诊。

5. 革兰阴性杆菌败血症：起病急，常伴有寒战和多汗，中毒症状重，可出现休克，可能找到肠道、胆道及尿路的原发感染灶，血培养可阳性。

6. 疟疾：恶性疟和初起病的间日疟，可天天发热，脾可肿大，血白细胞不高，但疟疾发热伴有发冷和出汗、体温波动大的特点，血涂片可找到疟原虫。

7. 病毒感染：可有持续性发热，血白细胞不增高，多无明显的中毒症状。

【处　理】

对确诊病例应填写报告传染病疫卡，对疑似病例应报疑似诊断，确诊后应补报更正报告。

1. 急性期及有并发症的病人应收入院进行隔离治疗。病人应隔离和休息，注意饮食和营养，给易消化少渣饮食，避免过量进食（恢复期病人有明显的饥饿感）、多渣及硬而难消化的食物，以预防肠出血及穿孔。

2. 病原治疗：首选喹诺酮类，口服诺氟沙星 0.4g，每日 3～4 次，氧氟沙星 0.2g，每日 3 次，体温正常后继续用药 10～14 日，孕妇、儿童禁用。儿童患者可用第三代头孢菌素类，如头孢曲松、头孢拉定等，成人每日 2～4g，小儿 100mg/kg，分两次静脉注射，疗程 10～14 日。

3. 并发症的防治：肠出血病人应绝对卧床休息，密切观察血压、脉搏、神志及便血情况，暂禁食或进少量流食，应用止血剂，适当输液并注意保持电解质及酸碱平衡，如失血量大可输新鲜血。肠穿孔病人应禁食、胃肠减压、静脉输注葡萄糖液及电解质，足量应用强效抗生素，以防治腹膜炎。保守治疗无效应手术治疗。

副伤寒

副伤寒是由甲型、乙型及丙型副伤寒沙门菌引起的 3 种急性传染病，其病原、流行病学特点、临床表现、诊断和治疗与伤寒相似。副伤寒甲和副伤寒乙的症状与伤寒相似，但病情较轻，病程较短。副伤寒丙可表现为伤寒，也可表现为急性胃肠炎或脓毒血症，病情较重。

（吴赤红）

九、布氏杆菌病

布氏杆菌病是由布氏杆菌引起的人畜共患传染病，常见于牧区。临床以长期发热，多汗，关节痛，睾丸炎，肝、脾肿大为特征。易复发，易变成慢性。

【诊断要点】

1. 流行病学史：非常重要。要特别注意地区、职业及与羊、猪、牛等家畜及其皮毛接触史，有饮用未消毒的奶制品等流行病学史。青壮年多见。

2. 临床表现

（1）急性期：多缓慢起病，也可突然发病。

1）发热：典型热型为波浪热，但此型目前已较少见，最常见的是不规则热和弛张热。伴多汗，是本病主要症状之一，多汗可湿透衣被。

2）关节痛：呈游走性，多发生在大关节，可数个关节同时受累，部分关节红肿，偶可化脓。

3）泌尿生殖系统症状：可有睾丸炎、附睾炎，常为单侧，其他可有前列腺炎、卵巢炎、输卵管炎、子宫内膜炎、乳腺炎、肾炎、膀胱炎等。

4）神经系统症状：神经痛多见，如坐骨神经痛、腰骶神经痛等。

5）肝、脾及淋巴结肿大：淋巴结肿大主要在颈部及腋下。

6）急性期的并发症有心肌炎、心内膜炎、血栓性静脉炎、腹膜炎、支气管肺炎、脑膜炎、胆囊炎等。

（2）慢性期：病程长于1年者为慢性期，慢性期常有类似神经官能症以及骨关节系统疾患的全身非特异性症状，如神经官能症，有多汗、头痛、疲乏、肌肉和关节酸痛等。亦可有器质性损害，以骨骼-肌肉系统病变多见，表现为顽固而固定的骨、关节或肌肉的器质性病变，多为大关节受累。

3. 实验室检查

（1）血象：白细胞计数正常或偏低，淋巴细胞相对增多，有时可出现少量异型淋巴细胞，部分患者血小板减少，红细胞沉降率在急性期加快，在慢性期正常。

（2）血、骨髓或其他体液等细菌培养阳性可确诊，但需注意，本菌生长缓慢，需2周以上。

（3）血清学检查：布氏杆菌凝集试验阳性，滴度≥1：160有诊断意义，结合临床表现可以作出诊断。

【诊断思路】

居住于牧区，有与羊、猪、牛等家畜接触史，长期发热，伴多汗、关节痛等症状的病人，应做血、骨髓或其他体液等培养，阳性可以确诊。血清学检查凝集抗体，结合临床表现可以作出诊断。

【鉴别诊断】

急性期需要与伤寒、结核、疟疾、败血症等鉴别。慢性期主要与骨、关节损害疾病及神经官能症等鉴别。

1. 伤寒：有发热、毒血症、脾大及血白细胞减少，但本病起病缓慢，有相对缓脉、无欲貌，血清肥达反应和血培养阳性可鉴别。

2. 疟疾：亦有骤发寒战、高热和脾大，但热型一般呈规则的周期性间歇热，常在寒战、高热和大汗后可自行退热。中毒症状不重，外周血白细胞及中性粒细胞常无明显升高。血涂片查到疟原虫可确诊，血培养阴性。

3. 结核：急性血行播散型结核如粟粒性结核，可出现高热、明显的中毒症状、血白细胞减少等。但可有咳嗽、气促等症状。病期第2周胸片可有粟粒性改变。

4. 败血症：主要的临床表现有寒战、高热、皮疹、脾大，部分病人可有迁徙性病灶，外周血白细胞和中性粒细胞多明显升高。严重者可出现感染性休克、DIC、ARDS和多脏器功能衰竭。血培养出病原菌可确诊。

【处　　理】

对确诊病例填报传染病疫卡，对疑似病例应报疑似诊断，确诊后应补报更正报告。

1. 急性期及有并发症的病人应收入院治疗。注意卧床休息，多饮水，补充维生素及对症治疗。

2. 病原治疗：可应用四环素、链霉素、喹诺酮类和利福平。一般采用联合用药和多疗程疗法，常用者为四环素（2g/d，4次分服）和链霉素（1g/d，分1～2次肌内注射）联合疗法，每一疗程3周，多用2～3个疗程，间歇5～7日。利福平常用剂量600～1200mg/d，儿童15mg/（kg·d），连续用药6周，与四环素合用能起协同作用。

3. 慢性期：多用菌苗疗法合并抗菌治疗。病原治疗同急性期。菌苗疗法首次25万菌体/日，以后视反应情况逐渐加量，最后加至1.5亿菌体/日，10～15日为一疗程，静脉注射疗效最好。

（吴赤红）

十、败血症

败血症是指致病菌（包括细菌和真菌）侵入血循环在其中繁殖，产生毒素，引起一系列感染和毒血症表现。常见病原菌包括：①革兰阳性菌，如肺炎链球菌和其他链球菌、金黄色葡萄球菌、表皮葡萄球菌和肠球菌等；②革兰阴性菌，如大肠杆菌、鼠伤寒杆菌、铜绿假单胞菌、变形杆菌等；③厌氧菌，约占5%～10%，常见为脆弱类杆菌、消化性链球菌和产气荚膜杆菌等；④真菌，多发生于免疫功能低下的，长期、大量使用广谱抗生素和免疫抑制剂的病人。白色念珠菌常见，其次为曲菌及毛霉菌等。主要临床表现是起病急，寒战、高热，伴全身毒血症症状、皮疹、脾大，严重者可出现感染性休克、DIC、ARDS和多脏器功能衰竭。部分病人可有迁徙性病灶。外周血白细胞和中性粒细胞多明显升高。多数病人可有原发感染灶，如慢性胆囊炎、肾盂肾炎病人和免疫功能低下的慢性病人以及长期插管病人，均易发生败血症。

【诊断要点】

1. 临床表现

（1）多数败血症病人常继发于原发性感染病灶。

（2）有骤起寒战、高热，体温可高达39～40℃，热型以弛张热和间歇热多见，亦可呈稽留热，伴有毒血症症状，如头痛、呕吐、呼吸急促、心率加速等，部分病人可出现皮疹、脾大。

（3）严重病人可出现败血症休克、中毒性脑病、中毒性心肌炎、中毒性肝炎、急性肾衰竭、DIC、ARDS和多脏器功能衰竭。

（4）可有迁徙性病灶如多发性皮下脓肿、肝脓肿、化脓性关节炎、骨髓炎等。

2. 实验室及辅助检查

（1）血象：白细胞及中性粒细胞多明显升高，并有核左移现象。革兰阴性杆菌败血症病人，白细胞可不升高，但中性粒细胞常升高。

（2）病原学检查：血培养出致病菌可确诊为败血症。血培养应在寒战或高热时及在抗菌药治疗前取血。如血培养阴性，亦不能排除败血症，可进一步做骨髓培养，对尿、便、脑脊液、胸腔积液和腹水、病灶和伤口分泌物及脓液等标本亦可做细菌培养。

(3) 根据病人情况作X线、B超、CT等影像学检查。

【诊断思路】

凡有骤起寒战、高热、明显毒血症症状、皮疹、脾大、外周血白细胞和中性粒细胞明显升高，而又无明确的感染病灶，或虽有感染病灶但不能解释全身中毒表现者，均应怀疑败血症，可进一步做血培养。血培养应在寒战或高热时及在抗菌药治疗前取血，且应多次进行。如血培养阴性，亦不能排除败血症。必要时抗感染治疗，观察病情变化。

【鉴别诊断】

应与疟疾、伤寒、流行性脑脊髓膜炎、肾综合征出血热及变应性亚败血症等鉴别。

1. 疟疾：亦有骤发寒战、高热和脾大，但热型一般呈规则的周期性间歇热，常在寒战、高热和大汗后自行退热。中毒症状不重，外周血白细胞及中性粒细胞常无明显升高，血培养阴性，血涂片查到疟原虫可确诊。

2. 伤寒：有发热、毒血症、脾大及白细胞减少，需与革兰阴性杆菌败血症鉴别。但本病起病缓慢，有相对缓脉、无欲貌，血清肥达反应和血培养出伤寒杆菌可鉴别。

3. 流行性脑脊髓膜炎：起病急骤，有寒战、高热，全身毒血症症状，皮肤有淤点、淤斑，外周血白细胞及中性粒细胞明显升高，需与败血症鉴别。但本病有脑膜刺激征，脑脊液呈化脓性炎症改变，淤点、淤斑或脑脊液可做细菌涂片和血培养，可发现脑膜炎双球菌。

4. 肾综合征出血热：亦可有高热、皮肤出血点、低血压休克及血白细胞明显升高，但有明显肾损害，有少尿、无尿及以后的多尿，血培养细菌阴性，汉坦病毒特异性抗体阳性可确诊。

5. 变应性亚败血症：现称成人 Still 综合征，临床有寒战、高热、脾大、关节痛和外周血白细胞及中性粒细胞升高，但本病全身中毒症状不重，红细胞沉降率快，血培养阴性，各种抗生素治疗无效，应用肾上腺皮质激素有良好疗效。

【处　　理】

病情较重或合并休克、昏迷、DIC 和多脏器功能衰竭及患有慢性疾病、年老体弱者应收入院进行治疗。

1. 应卧床休息，补充足够的液体入量和保持电解质平衡。有严重毒血症者，可在使用有效的抗菌药同时短期应用肾上腺皮质激素，如氢化可的松 200～300mg/d，或地塞米松 10～15mg/d。

2. 病原治疗：在未获得病原菌结果前，应根据败血症的原发感染病灶、病原菌入侵途径和临床表现的特点，推测可能病原菌，根据经验选择有效的抗菌药物，一般选用两种广谱抗菌药联合治疗。常选用第三代头孢菌素联合氨基糖苷类抗生素。如培养获得病原菌，应及时做药物敏感试验，根据药物敏感试验结果选用抗菌药物。疗程一般在 3 周以上，或退热及症状消失后继续用药 5～7 日，如有迁徙性病灶应适当延长疗程。

3. 对症治疗

（1）有败血症休克病人，可按感染性休克治疗，并根据病人情况，输入新鲜血或新鲜血浆、白蛋白。病程中应密切观察病人的神志、血压、呼吸、体温、尿量和心、肾功能（参照感染性休克的治疗）。

（2）积极治疗原发感染病灶和迁徙性病灶。如有免疫功能低下的基础疾病，应积极控制和治疗基础疾病，预防发生继发感染。

（吴赤红）

十一、感染性休克

感染性休克是由各种病原体及其毒素引起的全身微循环障碍、血流动力学异常、组织灌注量不足和细胞缺血、缺氧、代谢紊乱及重要脏器或多个脏器功能障碍的综合征。临床主要表现是高热、寒战、全身严重毒血症症状的严重感染表现及休克，是严重的疾病。儿童、老人、患有各种慢性疾病和免疫功能低下的病人，均易患感染并易诱发感染性休克。

【诊断要点】

1. 临床表现：可根据原发的严重感染和休克的表现进行诊断。原发严重感染的表现有寒战、发热、中毒症状和休克。不同期表现不同：

(1) 早期休克：面色皮肤苍白，四肢厥冷，皮肤呈花斑状，尿少，呼吸急促，脉搏细速，脉压减小（≤20mmHg），血压正常或偏低等。

(2) 中期休克：上述休克症状进一步加重，呼吸深快，口唇、指甲发绀，血压下降，收缩压低于80mmHg。

(3) 晚期休克：休克症状进一步加重，应用抗休克治疗，休克未能纠正，血压明显下降，常出现DIC和多脏器功能衰竭，如心功能不全、肾功能减退或衰竭、ARDS、脑功能障碍、肝功能障碍或衰竭及肠功能障碍或衰竭等。

2. 实验室及辅助检查

(1) 血象：外周血白细胞及中性粒细胞多明显升高，并可有核左移现象。

(2) 尿常规和肾功能检查：在败血症休克时，尿常规检查一般在正常范围。在急性肾小管坏死时，可有尿改变。肾功能检查有尿素氮和肌酐升高。

(3) 病原学检查：取血、尿、便、脑脊液、胸水和腹水、病灶和伤口分泌物及脓液等标本，做细菌涂片和培养。

(4) 二氧化碳结合力和血气分析、血清电解质检查：感染性休克多伴有酸中毒，脱水或肾功能不良者，易有低钾、低钠或高钾。

(5) DIC 测定：可出现血小板进行性下降、凝血酶原时间延长、纤维蛋白原降低、血浆鱼精蛋白副凝（3P）试验阳性及血纤维蛋白降解产物明显升高等。

(6) 亦可根据病人情况作 X 线、B 超、CT 等检查。

【诊断思路】

病人急性起病，表现为严重感染和休克者，应考虑为感染性休克。常见引起感染性休克的严重感染如革兰阴性细菌败血症，临床的表现为寒战、发热、中毒症状及感染性休克，严重者可合并 DIC 及多脏器功能衰竭；外周血白细胞及中性粒细胞多明显升高。应立即进行血细菌培养，以尽快明确诊断，同时应积极寻找原发感染灶。

【鉴别诊断】

1. 应与其他病因的休克鉴别，包括过敏性休克、失血性休克及低血容量休克等鉴别。

2. 原发感染灶亦应进行鉴别。

【处　　理】

积极病原治疗及抗休克治疗，包括补充血容量，纠正酸中毒，在充分扩容的基础上正确使用血管活性药物，防治 DIC 和维护重要脏器的功能等综合性治疗措施。病程中应密切观察病人的神志、血压、呼吸、体温、尿量和心、肾功能等。

1. 病原治疗：在未获得病原菌结果前，应根据败血症的原发感染病灶、病原菌入侵途径和临床表现的特点，推测可能病原菌，根据经验选择有效的抗菌药物，一般选用两种广谱抗菌药联合治疗。常选用第三代头孢菌素联合氨基糖苷类抗生素。如培养获得病原菌，应及时做药物敏感试验，根据药物敏感试验结果选用抗菌药物。同时还应积极治疗原发感染病灶和迁徙性病灶。

2. 如有免疫功能低下的基础疾病，应积极控制和治疗基础疾病，预防发生继发感染。

3. 抗休克治疗

（1）扩容治疗：使用的液体有晶体液和胶体液。常用的晶体液有生理盐水、5%碳酸氢钠和5%葡萄糖液。常用的胶体液有低分子右旋糖酐、血浆、全血和白蛋白。扩容的方法一般根据“先多后少”、“先快后慢”的原则。在最初1小时内，从静脉快速输入液体，成人为1000ml，儿童为10～20ml/kg，液体可用5%碳酸氢钠和低分子右旋糖酐。在以后12小时内，可输入液体2000ml左右，根据休克纠正情况决定输液速度，如无脱水情况，24小时输入液体3000～4000ml。输入液体可根据“先盐后糖”原则。对有心脏损害和心功能不全者，应适当控制和减少输液量和输液速度。最好静脉插管监测中心静脉压。

（2）纠正酸中毒：休克时常用纠酸的碱性药物为5%碳酸氢钠，用量：每千克体重给予0.5ml可提高二氧化碳结合力1 Vol%，或者［22－测得的病人二氧化碳结合力(mmol/L)］÷0.449×0.5×体重（kg）＝所需5%碳酸氢钠量（ml）。

（3）正确使用血管活性药：有扩血管药和缩血管药。

1）扩血管药应在充分补充血容量的基础上使用，常用的扩血管药有抗胆碱能药、α受体阻滞剂和β受体兴奋剂。

常用的抗胆碱能药是山莨菪碱，成人每次10～20mg，可每10～15分钟静脉注射一次，至脉搏转强和血压上升、四肢转暖、尿量增多，可逐渐减量和延长用药时间而停药。

常用的α受体阻滞剂是酚妥拉明，成人5～10mg加入

500ml 液体里，缓慢静脉滴注，根据血压情况调整静滴速度。

常用的β受体兴奋剂是异丙肾上腺素，成人剂量 2～4μg/（kg·min），加入 100ml 液体中，治疗后成人心率不宜超过 120 次/分。

2）缩血管药不是治疗休克的首选药物，当血压明显下降，应用扩血管药物无效时用。常用的缩血管药为间羟胺，剂量 10～20mg，入 100ml 液体中静脉滴注，滴速 20～40滴/分。

（4）DIC 的治疗：应用肝素 0.5～1mg/kg 入 100ml 液体中，静脉滴注，每 4～6 小时一次，根据凝血时间调整用药。应用扩血管药物改善微循环，并纠正酸中毒，应用血浆、凝血酶原复合物、纤维蛋白原、血小板。

（5）维护心、肺、肾、脑重要脏器功能。

（吴赤红）

十二、钩端螺旋体病

钩端螺旋体病（简称钩体病），是由多种不同型的致病性钩端螺旋体（简称钩体）引起的急性传染病，鼠和猪为其主要传染源，是人畜共患病，其临床特点是发热、全身酸痛乏力、结膜充血、腓肠肌压痛及浅表淋巴结肿大，部分病例可有肺、肝、脑膜或肾等脏器损害。

【诊断要点】

1. 流行病学史：对诊断重要。在流行地区居住或去过疫区，夏秋季发病，有与钩体污染的疫水的接触史，如参加收割水稻，或接触雨水或洪水等。

2. 临床表现：潜伏期 1～2 周（2～20 日），分为 3 期和 4 型。

（1）早期：起病后 1～3 日。表现为发热及毒血症症候群，主要有三大症状（寒热、身痛、乏力）及三大体征（结膜充血、淋巴结肿大及腓肠肌压痛）。

（2）中期：起病第3日后。部分病例可有肺、肝、脑膜或肾等脏器损害，或分为以下5型。

1）单纯型：此型最多见，占90%以上。无明显脏器损害，是上述症状的延续。

2）肺出血型：在我国较常见。除上述症状外出现咳嗽、咯血，严重者为弥漫性肺大出血，表现为剧烈咳嗽、呼吸困难、发绀、口鼻大量涌血甚至窒息死亡，可伴有烦躁、惊恐不安甚至昏迷。可分先兆期、肺出血期及垂危期。发生诱因为免疫功能低下人群、新入疫区人、发病后未及时休息治疗者或首次青霉素治疗后发生赫氏反应者。

3）黄疸出血型：又称外耳病。出现乏力、食欲下降、恶心、厌油等肝炎症状，有黄疸，肝、脾肿大及肝功能异常。严重者可出现肝、肾衰竭。

4）脑膜炎或脑膜脑炎型：表现为剧烈头痛、呕吐、颈抵抗及布氏征等脑膜刺激征，严重者可有嗜睡、谵妄、昏迷或抽搐等脑实质损害表现。

5）肾衰竭型：表现为肾衰竭，一般不单独存在，可与重症黄疸出血型同时存在。

（3）恢复期：病情逐渐恢复。部分病人出现后发症。

1）后发热：退热后3～4日再出现发热，无其他感染症状，血嗜酸性粒细胞可升高。不需治疗，2～3日后可自行消退。

2）眼后发症：多发生在波摩那型钩体感染后，在体温正常后1周～1个月出现眼部症状，如虹膜睫状体炎、脉络膜炎、葡萄膜炎、球后视神经炎及玻璃体混浊等。

3）反应性脑膜炎或闭塞性脑动脉炎：前者可发生在后发热同时，有头痛、呕吐及颈抵抗等，脑脊液检查正常，预后良好；闭塞性脑动脉炎多发生在波摩那型钩体感染后，多在 2～3 个月后出现瘫痪、失语或脑神经损害，以面神经损害多见，亦可有癫痫发作或智力低下等。脑脊液检查可正常或蛋白、白细胞轻度升高。脑血管造影可见脑基底多发性动脉炎及多数细小血管组成的异常血管网。预后差，易留有后遗症。

3. 实验室及辅助检查

（1）血白细胞总数正常或轻度升高，多数病人有轻微蛋白尿及少量管型、白细胞或红细胞。

（2）黄疸出血型病人可有肝功能异常。脑膜炎型病人可有脑脊液异常。

（3）确诊常用显凝试验检测血清特异性抗体。病程早期做血培养，但生长缓慢，阳性率不高。

（4）肺出血病人胸部 X 线检查，双肺可有散在点片状阴影，严重者可大片融合。

【诊断思路】

在流行地区居住或去过疫区，夏秋季发病，有与疫水的接触史；有发热、身痛、乏力、结膜充血、淋巴结肿大及腓肠肌压痛，部分病例可有肺、肝、脑膜或肾等脏器损害，血白细胞总数正常或升高，可做显凝试验检测血清特异性抗体，病程早期可做血培养。

【鉴别诊断】

1. 发热：应与其他发热性疾病鉴别，除临床表现有各自不同的特点外，有不同的流行病学史，如本病的夏秋季发病，在流行地区居住或去过疫区，有与疫水的接触史，检测本病特异性抗体阳性。

2. 肺出血型：应与肺鼠疫、肺炭疽、肺结核等咯血的疾病鉴别，除各自不同的临床表现外，本病的流行病学资料及病原、血清学检查对诊断最重要。

3. 黄疸出血型：与黄疸型肝炎及化脓性胆管炎鉴别。

4. 脑膜炎型：应与流行性乙型脑炎或其他病毒性脑膜

炎鉴别，它们的发病季节及脑脊液检查相似，但有不同的临床表现，以检测出不同的特异性抗体来鉴别。

【处　理】

对确诊病例填报传染病疫卡，对疑似病例应报疑似诊断，确诊后应补报更正报告。急性期及有并发症的病人应收入院治疗。治疗原则是三早一就地（早发现、早诊断、早治疗及就地治疗），对于肺出血型、黄疸出血型、脑膜炎型应入院治疗。

1. 应及时卧床休息治疗，保证足够液体量及热量。

2. 应尽早应用有效抗菌药物，首选青霉素，青霉素首剂治疗后可出现赫氏反应，有助于诊断。故首次剂量宜小，剂量为20万～40万单位/次，肌内注射6～8小时一次，体温正常后继续应用3日，疗程5～7日。对青霉素过敏者，则可选用四环素、庆大霉素、红霉素等。

3. 对中毒症状严重者或发生赫氏反应者，可短期应用肾上腺皮质激素治疗；赫氏反应发生在第一次青霉素注射后2～4小时（0.5～6小时），急起发冷、寒战、高热，伴全身痛及头痛，心率、呼吸加快，严重者发生休克，可加重病情，如可诱发肺出血。

4. 对症治疗：对于肺出血型或黄疸出血型病人，及早应用肾上腺皮质激素如氢化可的松200～300mg加入5%输液内静脉滴注，并应用地西泮或异丙嗪等镇静剂使病人安静，并可用止血药。脑膜脑炎型予以甘露醇降颅压。黄疸出血型按急性黄疸型肝炎治疗静脉输入强力宁100～160ml/d入液体中，严重者按重型肝炎治疗，并予以止血治疗。

（吴赤红）

十三、莱姆病

莱姆病是由伯氏包柔螺旋体引起、蜱为传播媒介的传染病，鼠类为其传染源。主要临床表现是皮肤、心脏、神经及关节等多器官、多系统损害，病程长，致残率高。我国 1985 年在黑龙江省海林县首次发现，以后在黑龙江省其他地区、新疆、安徽、河南、内蒙古、宁夏、广西、福建、云南及北京等 19 个省（市、自治区）均有病例报告，因而此病在我国亦为多发病。

【诊断要点】

1. 流行病学史：去过本病流行区及有蜱叮咬史。

2. 临床表现：潜伏期 7～9 日（3～30 日）。典型病例可分 3 期。

（1）第Ⅰ期（早期或皮肤损害期）：约 90%病人于蜱叮咬后数日至数周，叮咬处出现斑丘疹，数日后向周围扩散成大的充血性红斑，直径可从 6 厘米至数十厘米，多为多个，多见于大腿、腹股沟及腋窝处，可持续数日、数月至数年，称为慢性移行性红斑（ECM）。可伴有发热，全身肌肉、关节痛，头痛等流感样症状及肝、脾、淋巴结肿大。

（2）第Ⅱ期（中期或感染扩散期）

1）多丁 ECM 出现后 2 周出现神经系统病变，主要有脑神经炎、脑膜脑炎和神经根炎，可出现面瘫、动眼神经瘫痪、运动障碍、感觉障碍、脑膜炎、舞蹈病、小脑共济失调及脊髓炎等。可持续数周、数月或更长。

2）起病 3～5 周后，少数病人（约 8%～10%）出现心血管系统损害，表现为心音低钝、心动过速、房室传导阻滞，严重者可发生完全性房室传导阻滞；少数病人发生心房颤动或心包炎。可持续数日至数周。

（3）第Ⅲ期（晚期或持续感染期）：病程已数月以上，为机体的迟发型变态反应。

1）主要病变是关节损害，以大关节最常见，关节痛、肿胀和关节积液，病程可持续数年。

2）神经系统病变继续加重，可出现痴呆、嗜睡、昏迷、共济失调、痉挛性下肢瘫痪、格林-巴利综合征及肢体远端感觉异常等。

3）局部皮肤病变处可出现类似硬皮病改变，可呈慢性萎缩性肢皮炎。可有肝、脾、淋巴结肿大及间质性肾炎等。

3. 实验室检查

（1）血象：白细胞计数多正常，血沉可增快。

（2）病原学检查：病程早期取血或皮损处取材用特殊培养基做病原体培养，但阳性率低。

（3）免疫学检查：检测血清或脑脊液特异性抗体（IgM、IgG），为目前确诊本病的依据。

【诊断思路】

去过流行区，有蜱叮咬史，皮肤出现 ECM 有重要诊断价值，其后出现的神经系统、心脏及关节炎性病变，应高度怀疑本病；即使无 ECM，但有反复发作的关节炎，亦应做相应的病原学和/或血清学检查，如特异性 IgG 高滴度阳性或 4 倍升高，则可确诊。

【鉴别诊断】

1. 皮肤损害：应与其他原因引起的红斑及硬皮病鉴别。

2. 神经系统病变：应与其他原因引起的脑膜炎、脑神经炎等鉴别。

3. 心脏病变：应与其他原因引起的心肌炎、心律不齐、房室传导阻滞等鉴别。

4. 关节炎：应与其他原因引起的关节炎鉴别。

【处　理】

1. 病原治疗：早期有皮肤损害时，应尽早应用抗螺旋体药物治疗，可防止慢性化。

（1）早期：以 ECM 为主要表现者。成人用多西环素

100mg，2 次/日，10～20 日。或阿莫西林 500mg，4 次/日，10 日。儿童用阿莫西林 50～100mg/（kg·d），分 4 次口服，10 日。亦可用红霉素或阿奇霉素。

（2）中期：对神经系统及心脏病变病人，应用头孢曲松 2g/d，静脉滴注；或青霉素 2000 万 U/d，分次静脉滴注。疗程 3～4 周。

（3）晚期：关节炎病人应用多西环素和阿莫西林联合治疗，疗程 30 天。

首剂病原治疗后，约 6%～15%病人出现赫氏反应，故抗生素宜从小量开始应用。

2. 支持及对症治疗：卧床休息，保证液体量及热量。高热及症状严重者、房室传导阻滞不能缓解或抗生素治疗后出现赫氏反应者，可短期应用肾上腺皮质激素治疗。

（王勤环）

十四、立克次体病

立克次体病是由各种立克次体感染引起的一组传染病。立克次体是介于细菌和病毒之间的病原体，更接近于细菌，如光镜下可见革兰染色阴性的短杆状或杆状细菌，对四环素或氯霉素等抗菌药敏感；不同的是不能在无生命的培养基上生长。其细胞壁上的多糖类抗原与变形杆菌 OX_{19}、OX_2、OX_K 株有共同抗原，可与病人血清做凝集试验（即外斐反应）用于本病的诊断。

立克次体病的种类很多，不同立克次体引起不同的立克次体病。人类立克次体病可分为 5 组，即斑疹伤寒组（流行性斑疹伤寒、地方性斑疹伤寒）、斑点热组（如落基山斑点热等）、恙虫病组（恙虫病）、Q 热组（Q 热）及阵发性立克次体病组（战壕热等）。目前我国存在的立克次体病主要是地方性斑疹伤寒和恙虫病，其他少见的是流行性斑疹伤寒、北亚蜱传斑点热、立克次体痘及Q热。

立克次体病的共同特点是：①其传染源多为啮齿类动物，多为媒介传播，如虱、蚤、蜱、螨等；②其主要病理变化是血管炎或小血管炎；③主要临床表现是发热、皮疹、中枢神经系统症状和肝、脾肿大；④目前主要确诊方法是外斐反应；⑤广谱抗菌药治疗有效。

Ⅰ. 流行性斑疹伤寒

流行性斑疹伤寒是由普氏立克次体感染引起的，以虱为传播媒介所致的急性传染病，临床主要表现为发热、头痛、皮疹及肝、脾肿大，病程2～3周。病后可获持久免疫力。目前国内仅有少数轻型病例。

【诊断要点】

1. 流行病学史：多在冬春季发病，在流行区居住或去过流行区，有虱叮咬史或与流行性斑疹伤寒病人接触史。

2. 临床表现：潜伏期10～14日（5～23日）。典型患者起病急骤。

（1）发热：体温1～2日迅速上升至39℃以上，伴寒战，多为稽留热，也可为弛张热，高热持续2～3周左右后可迅速下降至正常。

（2）皮疹：第3～5日出现皮疹，先为充血性，继而变为出血性皮疹，1～2日内由躯干遍及四肢，一般颜面部无疹，1周左右消退。

（3）中枢神经系统症状：有严重头痛、头晕，可有反应迟钝、谵妄、意识障碍甚至昏迷等神经系统症状。

（4）其他：可有肝、脾肿大，心肌炎，低血压甚至循环衰竭。还可有呼吸道、消化道症状或急性肾衰竭等。

（5）轻型病人热程短，全身中毒症状轻，皮疹少或无。病人病情可复发，称之为Brill-Zinsser病。

3. 实验室检查

（1）血象：白细胞计数多在正常范围内，中性粒细胞可增高，嗜酸性粒细胞可减少。

（2）外斐反应（变形杆菌 OX_{19} 凝集试验）：滴度大于1∶160或病程中效价 4 倍以上升高有诊断意义。并可进一步通过补体结合试验、立克次体凝集试验检测特异性抗体。

【诊断思路】

冬春季发病，在流行区居住或去过流行区，有虱叮咬史或与流行性斑疹伤寒病人接触史，起病较急，发热，伴有严重头痛、皮疹及肝、脾肿大，神经系统症状明显，皮疹数目多，可做外斐反应，滴度大于 1∶160 或病程中效价 4 倍以上升高有诊断意义。

【鉴别诊断】

应与地方性斑疹伤寒、肾综合征出血热及钩端螺旋体病等鉴别。

1. 地方性斑疹伤寒：全年均可发病，呈散发或地方性，发热热度低，持续时间短，中枢神经系统症状轻，外斐反应亦阳性。雄性豚鼠阴囊反应阳性，阴囊明显肿胀，此与流行性斑疹伤寒鉴别。

2. 肾综合征出血热：早期亦有发热、头痛、皮肤出血点及肾损害，典型病人有发热、充血出血、肾损害三主症及发热期、低血压休克期、少尿期、多尿期、恢复期 5 期经过。确诊需检测血清汉坦病毒特异性抗体。

3. 钩端螺旋体病：夏秋季发病，接触疫水感染，除发热、头痛外，尚有腓肠肌痛、结膜充血、淋巴结肿大等。部分病人可出现黄疸、咯血、肾衰竭等。确诊需做血培养或钩体显凝试验。

【处　　理】

对确诊病例填报传染病疫卡，对疑似病例应报疑似诊断，确诊后应补报更正报告。急性期应收入院治疗。

1. 卧床休息，保证足够的液体量及热量，防治并发症的发生。

2. 病原治疗：采用四环素或氯霉素可抑制立克次体繁殖。四环素2g/d，分4次口服。一般用药后1～2日体温即可降至正常，继续用药3日可停药。亦可用环丙沙星，1.0g/d，分两次口服或静脉滴注，孕产妇及儿童禁用。

3. 毒血症症状严重者可在应用抗生素的同时应用肾上腺皮质激素治疗。

Ⅱ. 地方性斑疹伤寒

地方性斑疹伤寒是由莫氏立克次体感染引起的，以蚤为传播媒介所致的急性传染病，其临床表现、鉴别诊断及治疗与流行性斑疹伤寒相似，但病情较轻，病程较短，并发症少及病死率低。本病散发于世界各地，我国也有发生，近年来发病明显减少。

【诊断要点】

1. 流行病学资料：全年均可发病，呈散发或地方性，居住地区有本病发生，有鼠或蚤叮咬史。

2. 临床表现与流行性斑疹伤寒相似，但症状轻，皮疹少见，热程短。

3. 诊断需做外斐反应（变形杆菌 OX_{19} 凝集试验）：但滴度较流行性斑疹伤寒低，并可做补体结合试验、立克次体凝集试验检测特异性抗体。

【诊断思路】

全年均可发病，呈散发或地方性，发热热度低，持续时间短，中枢神经系统症状轻，可做外斐反应有诊断意义。

【鉴别诊断及处理】

同流行性斑疹伤寒。

（吴赤红）

Ⅲ. 恙虫病

恙虫病又称“丛林斑疹伤寒”，是由恙虫病东方立克次体所致的，恙虫幼虫（恙螨）传播的急性自然疫源性传染病，鼠类是其主要传染源。临床主要表现是高热、皮疹、淋巴结肿大及叮咬部位焦痂或溃疡，尤其叮咬部位焦痂或溃疡是其特征性表现。本病主要流行于亚洲太平洋地区。我国主要见于东南沿海地区，但疫区不断扩大，广东、广西、海南、湖南、云南、四川、贵州、西藏、台湾、山东、江苏、浙江、安徽、天津、辽宁、吉林、陕西、新疆等地均有病例报告。南方多发生在夏秋季，北方多发生在秋冬季。

【诊断要点】

1. 流行病学史：居住在流行区或发病前 3 周到过流行区，有户外工作、露天野营或在树林草丛坐卧史，或有接触鼠及恙螨叮咬史。

2. 临床表现：潜伏期一般 10～14 日。起病急骤。

（1）发热：体温迅速上升到 39～40℃以上，多呈弛张热，偶有畏寒、寒战，伴头痛、全身酸痛及皮肤潮红。第 3 周后体温可逐渐正常。

（2）神经系统表现：可有表情淡漠、谵妄甚至昏迷、抽搐刺激征。

（3）可有心率快、心律不齐及心肌炎，或咳嗽、胸痛及肺炎。

（4）皮疹：在病程 4～6 日可出现皮疹，多为充血性斑丘疹散发于躯干、四肢，约 3～7 日消退。

（5）肝、脾、淋巴结肿大，焦痂附近淋巴结明显肿大。

（6）焦痂与溃疡：对诊断有重要意义。见于 37%～98%患者。在叮咬部位出现直径 4～10mm、圆形或椭圆形的焦黑色焦痂，多为 1 个，多见于腹股沟、肛周、会阴、外生殖器、腋窝部等皮肤潮湿部位，痂皮脱落后形成溃疡。

3. 实验室检查

（1）血白细胞常减少，淋巴细胞数相对增多。

（2）血清学检查：是常用的诊断方法。目前最常用的是外斐反应（变形杆菌 OX_K 凝集试验），效价在 1∶160 以上或 4 倍升高者有诊断意义。

【诊断思路】

病人急起高热，伴头痛、全身痛，体检有皮疹，肝、脾、淋巴结肿大，应仔细检查，如在腋窝部、腹股沟等皮肤潮湿部位发现有焦痂，则应高度怀疑本病。注意询问如有野外工作、露营或丛林草地坐卧休息史，应尽快检测外斐试验（变形杆菌 OX_K 凝集试验），如阳性则可确诊为本病。

【鉴别诊断】

需与斑疹伤寒、钩端螺旋体病鉴别，主要通过检测变形杆菌 OX_{19} 凝集试验及钩端螺旋体显凝试验鉴别。

【处　　理】

同流行性斑疹伤寒。

（王勤环）

十五、肝阿米巴病

肝阿米巴病是肠阿米巴病最常见的肠外并发症，又称阿米巴肝脓肿。可在肠道病变发生后不久发生，也可在数月甚至数年后发生。

【诊断要点】

1. 流行病学史：多有痢疾或腹泻病史，或有进食不洁食物或水的病史，以青壮年多见。

2. 临床表现

（1）起病缓慢，发热，多为高热，热型以弛张热及间歇热为常见，也可为持续发热或不规则热，热程较长。伴有消瘦、食欲下降、衰弱等。

(2) 肝区痛及肝大：是较突出的表现，脓肿近横膈时，疼痛向右肩放散。体检：肝大，并有局限压痛。

(3) 部分病例因压迫肺可出现咳嗽、胸痛、气短症状。

(4) 并发症：主要为向邻近脏器或体腔穿破引起的病变和继发细菌性感染。

3. 实验室及辅助检查

(1) 血白细胞正常或轻度升高，明显增高者常表明合并细菌性感染，红细胞沉降率常增快；可有肝功能轻度异常。

(2) 肝B型超声检查；发现有脓肿波形，脓肿穿刺抽出的典型脓液为巧克力色脓液，可以确定诊断；脓液中找到病原可以确诊，但阳性率低，临床很少应用。

(3) 胸部X线检查：可见到右侧横膈抬高，膈肌运动受限，右侧胸腔积液或右肺底部炎性浸润。腹部平片常见到肿大的肝阴影。

也可做肝的CT扫描或MRI检查。

(4) 免疫学检查检测血清抗体或抗原，临床尚未普遍应用。

【诊断思路】

青壮年，有痢疾或腹泻病史，或有进食不洁食物或水的病史，长期发热、肝大并有局限压痛、消瘦、食欲下降、衰弱均应考虑本病。肝B型超声检查发现有脓肿波形，脓液中找到病原可以确诊，典型脓液为巧克力色脓液，可以确定诊断。肝的CT扫描或MRI检查及胸部X线检查有助于诊断。

【鉴别诊断】

1. 细菌性肝脓肿：起病较急，毒血症症状明显，肝大不明显或有轻度肿大，压痛明显，并可有肌紧张；腹部B型超声检查可见肝内多个小脓肿，肝穿刺抽出的脓液呈黄白色，镜检有大量的脓细胞，培养有致病菌。

2. 原发性肝癌：我国的原发性肝癌多继发于乙型或丙型肝炎肝硬化基础上，故多有乙肝或丙肝及肝硬化史。临床表现可有消瘦，亦可有发热；体检：肝表面有高低不平的结节，质硬，并且进行性肿大，压痛不明显；血清甲胎蛋白可阳性；B型超声有助于诊断，可检出一个或多个占位性病变。

【处　理】

急性期及有并发症的病人应收入院治疗。

1. 卧床休息，补充营养，调节水和电解质平衡，纠正贫血。

2. 病原治疗：首选甲硝唑，剂量为600～800mg，每日3次，连服10日为一疗程。如患者在5日内对治疗无反应，则应改用氯喹或依米丁治疗。

3. 肝脓肿应行穿刺抽脓引流，只有在药物治疗无效或较大的左叶脓肿有向心包穿破可能时，行皮肤闭式引流。

（吴赤红）

十六、黑热病

黑热病又称内脏利什曼病，是由杜氏利什曼原虫经白蛉传播引起的慢性传染病。其主要临床表现为长期不规则发热，一般情况相对良好，脾大，全血细胞减少及血浆球蛋白增高。本病为地方性传染病，印度、孟加拉、西亚、地中海地区、东非及拉丁美洲等地均有本病发生，我国亦有本病，且有皮肤型黑热病的报告，但目前本病少见。

【诊断要点】

1. 流行病学史：于流行区居住或去过疫区，当地有黑热病病人，有被白蛉（5—9 月为其活动季节）叮咬史。

2. 临床表现：潜伏期 3～6 个月，长者 9 年。典型病人表现如下：

（1）起病缓慢，长期不规则反复发热，全身中毒症状不明显，一般情况良好。

（2）脾进行性肿大可达脐部甚至盆腔，肝及淋巴结可轻度肿大。

（3）晚期病人可出现明显贫血及血小板明显降低，可有营养不良、出血、继发感染表现，皮肤粗糙、颜色加深而称之为“黑热病”。

（4）特殊临床类型可有皮肤型及淋巴结型。

1）皮肤型：多有黑热病病史或发生在黑热病病程中。皮损主要是结节、丘疹和红斑，表面光滑，可连成片类似瘤型麻风；以面颊部多见，一般情况良好；不破溃但难自愈，病程可长达 10 年以上。

2）淋巴结型：少见。多发生在婴幼儿，多无黑热病病史，主要表现为浅表淋巴结肿大，花生米大小，可融合成大块状，局部无红、肿、热、痛，腹股沟部多见，全身情况良好。

（5）实验室检查

1）全血细胞减少是其特征，以白细胞减少最明显，血红蛋白下降，多有中度贫血，血小板亦明显减少。

2）血白蛋白常下降，球蛋白常显著升高，球蛋白水试验阳性，白蛋白与球蛋白之比值呈明显倒置。

3）病原学检查：为确诊本病的最可靠方法，主要是通过骨髓或脾穿刺、淋巴结活检或皮肤组织液做涂片，在光学显微镜下查利杜（LD）小体。

4）亦可用血清免疫学方法检测特异性抗体。

【诊断思路】

在疫区生活或去过疫区，当地有黑热病病人，有被白蛉叮咬史；长期不规则发热，一般情况相对良好，脾大及全血细胞减少者应考虑本病；病原学检查为确诊本病的最可靠方法。

【鉴别诊断】

本病需与伤寒、疟疾、布氏杆菌病、结核鉴别。其共同点是均有长期发热、脾大及白细胞降低，其主要鉴别点除了未去过黑热病疫区外，每个病各有其特点。

1. 伤寒：有发热、毒血症、脾大及白细胞减少，但本病起病缓慢，有相对缓脉、无欲貌，血清肥达反应和血培养阳性可鉴别。

2. 疟疾：亦有骤发寒战、高热和脾大，但热型一般呈规则的周期性间歇热，常在寒战、高热和大汗后可自行退热。中毒症状不重；外周血白细胞及中性粒细胞常无明显升高。血涂片查到疟原虫，血培养阴性。

3. 布氏杆菌病：布氏杆菌病的胃肠道症状及其他中毒症状轻，有牛羊接触史，热型多不规则，血清凝集实验和血培养可确诊。

4. 结核：急性血行播散型结核，如粟粒性结核可出现高热、明显的中毒症状、白细胞减少等，但可有咳嗽、气促等症状。病期第 2 周胸片可有粟粒性改变。

【处　理】

对确诊病例填报传染病疫卡，对疑似病例应报疑似诊断，确诊后应补报更正报告。

1. 病原治疗：初诊病人常用葡萄糖酸锑钠（又称斯锑黑克）治疗，疗效迅速显著。成人总量 100mg/kg（90～130mg/kg），儿童总量 150～170mg/kg，分 6 日 6 次，入液体中稀释混匀后缓慢注入；对重症及体质差病人可用 3 周疗法，成人总量 150mg/kg，儿童 200mg/kg，平分 6 次，每周静脉注射 2 次。未治愈病人第一疗程结束后半个月，再行加大剂量治疗，比原剂量增加 1/3，采取 8 日 8

针疗法进行第2个疗程治疗。复发病人亦可再治疗，比原剂量增加1/3。本药毒副作用小，有咳嗽、恶心、呕吐等，过期药物尤其变色者不能用。

经锑剂治疗3个疗程以上仍未痊愈病人，可应用戊脘脒。

2. 对症及并发症治疗：治疗贫血和肺炎等并发症。

3. 多种治疗无效，病原体仍可查到，脾大伴明显脾功能亢进者，应行脾切除术，术后再予以病原治疗。

（吴赤红）

十七、疟疾

疟疾是由疟原虫经按蚊叮咬传播的寄生虫病。临床上以间歇性寒战、高热、大汗后缓解为特点，反复发作后常有贫血和肝、脾肿大。典型病例临床表现分发冷期、发热期和出汗期；严重者可有凶险发作。

【诊断要点】

1. 流行病学史：居住于或发病前到过疟疾流行区，有蚊叮咬史或既往有疟疾发作史，或新近有输血史。

2. 临床表现

（1）典型型：周期性寒战、高热、出汗可初步诊断。间日疟或卵圆疟每间隔一天发作一次，三日疟间隔两天发作一次，两次发作间歇期可无任何症状，体温完全正常。恶性疟不规律发作。随着多次发作，可伴肝、脾肿大及贫血。

（2）凶险型：多见于免疫功能低下人群或来自非流行区的人群。急性起病，除有高热、寒战外，可有如下类型：

1）脑型：表现为头痛、嗜睡和神志不清，甚至出现昏迷、抽搐。

2）厥冷型：出现低血压，成人收缩压＜70mmHg，儿童＜50mmHg，伴皮肤湿冷。

3）急性肾功能不全型：表现为少尿，补充液体后尿量无改善，血清肌酐＞265μmol/L。

4）肺水肿型：出现气短、呼吸困难、端坐呼吸、发绀及咳血性泡沫痰，双肺有水泡音。

5）肠型：表现为腹痛、腹泻、水样便或血便等。

（3）并发症

1）黑尿热：多发生在恶性疟患者的血管内溶血。表现为寒战、高热及腰痛，尿呈酱油色（血红蛋白尿），可出现急性贫血及黄疸，严重者可出现肾衰竭。

2）肾病综合征：多发生在三日疟反复发作或恶性疟患者。系由于疟原虫抗原-抗体复合物沉积在肾小球基底膜所致。尿检查见大量蛋白尿。

3. 实验室检查：寒战发作前2小时或发作时做血涂片检出疟原虫为确诊依据，需要时应多次重复查找。如临床高度怀疑而血涂片多次阴性可做骨髓穿刺涂片查找疟原虫。

4. 治疗性诊断：临床表现很像疟疾，但经多次检查未找到疟原虫患者，可试用氯喹，治疗48小时发热控制者，可能为疟疾。

【诊断思路】

对于有周期性寒战、发热、出汗的临床表现，热退后一般情况良好的患者应首先考虑疟疾，问病史时应注意了解患者是否有在疟疾流行区（我国主要为云南、安徽、广东、广西、海南等地区）居住或旅行史，以及近年来是否有疟疾发作史；查体要注意患者是否有脾大及贫血貌，确诊需靠血涂片找到疟原虫。部分患者因存在混合感染或患恶性疟，起病缓急不一，发热不规则，可持续高热，常伴有脾、肝肿大及贫血，血中找疟原虫可明确诊断。流行区婴幼儿突然高热、寒战、昏迷，也应考虑本病。

【鉴别诊断】

1. 败血症：寒战、高热，全身中毒症状重，有局灶性炎症或转移性化脓病灶，血白细胞总数及中性粒细胞多增高，血培养可有病原菌生长。

2. 钩端螺旋体病：本病在夏秋季流行，与参加秋收或下雨或洪水暴发接触疫水有密切关系。临床典型症状有发热、全身肌肉酸痛、眼结膜充血、淋巴结肿大、腓肠肌压痛等症状与体征，血清钩端螺旋体显凝试验阳性确诊。

3. 伤寒、副伤寒：起病缓慢，持续高热，常无寒战及大汗，有听力减退、相对缓脉、玫瑰疹、血白细胞减少，嗜酸性粒细胞消失，肥达反应阳性，血或骨髓培养出伤寒杆菌确诊。

4. 急性血吸虫病：来自流行区，近期接触过疫水；有发热、皮疹，嗜酸性粒细胞明显增高，血吸虫皮试或大便孵化毛蚴阳性可确诊。

5. 脑型疟疾需与流行性乙型脑炎、中毒型细菌性痢疾、中暑等鉴别。

【处　　理】

填报传染病疫卡，急性期尤其凶险发作者应住院治疗。

1. 基础治疗：注意营养、热量及水分的补给；凶险发作者应严密观察病情，及时发现生命体征的变化，详细记录出入量，做好基础护理；按虫媒传染病做好隔离。

2. 病原治疗

(1) 控制发作

1) 氯喹，每片 0.25g（基质 0.15g）。第 1 次 4 片，6 小时后再服 2 片，第 2、3 日每日 2 片，共计 10 片。部分患者服后有头晕、恶心，过量可引起心脏房室传导阻滞、心律不齐、血压下降。

2）抗氯喹性疟疾的治疗：应选用青蒿素衍生物或联合用药。①青蒿琥酯成人第1日100mg，以后5日每日50mg，每日2次，总剂量600mg；或②双氢青蒿素片，首剂160mg，以后6日每日80mg，总量640mg；或③蒿甲醚胶囊100mg，每日1次，共7日。

（2）防止复发和传播：间日疟或卵圆疟病人，在服用氯喹同时或服用后，应口服伯氨喹治疗，每片13.2mg（基质7.5mg），每日2片，连续14日。本品过量或者红细胞缺乏G-6-PD者，易致溶血反应。

（3）主要用于预防的抗疟药：乙胺嘧啶（息疟定）4片（基质25mg），每周1次，副作用有骨髓抑制和消化道症状、肾功能不良，哺乳期妇女慎用。

3. 凶险发作的抢救：应收入院治疗。

（1）病原治疗：青蒿琥酯每天60mg静脉或肌内注射，第1日首剂剂量加倍，6小时后再注射60mg，疗程7日，总剂量540mg。无明显心血管毒性。亦可用蒿甲醚油注射液、磷酸咯萘定注射液或二盐酸奎宁注射液。

（2）支持及对症治疗：①改善微循环。②维持水、电解质平衡。③对症：高热惊厥者，给予物理、药物降温及镇静止惊；脑水肿应脱水；心力衰竭肺水肿应强心利尿；呼吸衰竭应用呼吸兴奋药，或人工呼吸器；肾衰竭重者可做血液透析；黑尿热则首先停用奎宁及伯氨喹，继之给激素，碱化尿液、利尿等。

（陆海英）

第二部分　黄疸及肝病

概　述

血清总胆红素升高超过 17.1μmol/L（1mg/dl）即为黄疸，又称高胆红素血症，是由胆色素代谢障碍所致。如血清总胆红素超过 34.2μmol/L（2mg/dl），临床可见巩膜和皮肤黄染，为“显性黄疸”；如血清总胆红素在 17.1μmol/L 和 34.2μmol/L 之间时，临床上皮肤和巩膜不黄，称为“隐性黄疸”。

1. 发现皮肤或巩膜黄染，首先区分是否黄疸。下列 4 种情况时可有皮肤或巩膜黄染，但血清总胆红素正常。①睑裂黄斑：中老年人多见，全身只有睑裂处巩膜黄染。②巩膜脂肪堆积：脂肪堆积在巩膜局部导致局部黄染。③胡萝卜素血症：农民多见，进食含胡萝卜素较多食物导致手足心皮肤和皮脂腺较丰富部位（前额、鼻）皮肤发黄，巩膜不黄。④口服米帕林（阿的平）所致皮肤裸露部位发黄，而巩膜不黄或仅靠近角膜处的巩膜发黄。其次还应除外生理性黄疸，婴儿出生后因红细胞破坏而引起间接胆红素升高，常见于出生后 2～3 日，7 日时最重，常于 14 日后消退，婴儿无其他异常。

2. 当患者出现下述情况之一：①主诉“尿黄和/或皮肤、眼睛黄染”；②化验血清总胆红素升高；③尿常规中尿胆红素阳性，即应考虑病理性黄疸。应按照下面步骤进行诊断：①应搜集资料确定黄疸类型（溶血性、肝细胞性、梗阻性、先天性非溶血性）；②在可以引起这类黄疸的各种疾病中，根据疾病的不同特点，结合患者的具体情况，考虑患者的可能诊断；③有针对性地做进一步问诊、查体和相应的化验及辅助检查；④综合上述资料，得到初步诊断。

3. 黄疸的类型：可有肝细胞性黄疸、梗阻性黄疸（又可据梗阻部位不同分为肝内和肝外梗阻性黄疸）、溶血性黄疸和先天性非溶血性黄疸4类。临床最常见的是肝细胞性和梗阻性黄疸，其次为溶血性黄疸，而先天性非溶血性黄疸少见。4类黄疸的临床表现、肝功能（尤其是酶学和胆红素代谢指标）、血清总胆固醇是区分不同类别黄疸的主要依据（表2）。

4. 引起不同类型黄疸的常见疾病

(1) 溶血性黄疸：遗传性溶血性贫血、自身免疫性溶血性贫血、输血后溶血性贫血所致的黄疸，此类患者应在内科血液组诊治。另外，G-6-PD缺乏患者使用某些药物（如安替比林、非那西汀、磺胺类、伯氨喹、奎宁、呋喃妥因、奎尼丁等）后可出现溶血性黄疸。感染（如疟疾、毒血症等）也可致溶血性黄疸，可在传染科根据不同疾病给予相应诊治。详见相应书籍及本书相应章节。

(2) 梗阻性黄疸

肝内梗阻性黄疸：常见的有淤胆型肝炎（肝炎病毒、药物、酒精等）、原发性胆汁性肝硬化、原发性硬化性胆管炎、妊娠特发性黄疸、特发性硬化性毛细胆管炎、肝内胆管结石、华支睾吸虫病、蓝氏贾第鞭毛虫性胆管炎等。

肝外梗阻性黄疸：常见的良性疾病（急性梗阻化脓性胆管炎、胆石症、先天性胆总管囊肿、先天性胆管闭锁等）和恶性疾病（胰头癌、壶腹部肿瘤、胆管癌、胆囊癌、肝门或胆管旁肿物压迫肝胆管）等。患者应在外科治疗。

（3）先天性非溶血性黄疸：包括间接胆红素升高为主的 Gilbert 病、Crigle-Najjar 综合征和直接胆红素升高为主的 Dubin-Johnson 综合征、Rotor 综合征。这些疾病均属遗传性疾病，诊断明确即可转给相应科室治疗。表 3 为 4 种疾病的鉴别和治疗要点。

（4）肝细胞性黄疸：常见感染性病原包括肝炎病毒、EB 病毒、巨细胞病毒、钩端螺旋体、日本血吸虫、华支睾吸虫等；非感染性病因有妊娠、毒物中毒（有机磷、有机汞、四氯化碳、铅、汞、毒蕈、鱼胆等）、药物、酒精、右心衰竭、免疫功能紊乱（自身免疫性肝炎）、甲状腺功能亢进等。

常见的黄疸及肝病的诊治

各种疾病的临床表现各异，而我们这里所述的均为各种疾病的典型表现，临床中必须抓住所有线索，进行有的放矢的检查，尽快作出诊断及处理。

一、急性病毒性肝炎

急性病毒性肝炎多为甲、戊型（消化道传播）及乙、丙、丁型（血液和体液传播为主）肝炎病毒所致。临床表现为急性起病，乏力、食欲下降、厌油、恶心、呕吐、腹胀、尿黄（如浓茶、橘子皮色）、眼黄，伴肝功能明显异常，应考虑急性黄疸型肝炎或原有慢性肝炎急性加重。病因包括病毒性、药物性、酒精性、自身免疫性、中毒性等。

【诊断要点】

1. 流行病学史：病前 1～3 个月曾有与肝炎患者接触史或输血和血制品史，或有无保护性性行为，或静脉吸毒、拔牙、人流术、手术史、医疗器械检查史，或进食不洁食物史（甲或戊型）。

表 2 不同黄疸类型的区别

	溶血性	肝细胞性	梗阻性		先天性非溶血性
			肝内	肝外	
临床表现	急性溶血：高热、寒战、头痛、背痛、四肢痛、黄疸，常伴贫血、循环衰竭、酱油尿、少尿或无尿 慢性溶血：慢性经过但常有急性加重，平时仅有轻度黄疸、急性加重时黄疸明显，常伴有肝、脾肿大	消化道症状（恶心、厌油、食欲下降、乏力、腹胀），肝、脾肿大及各疾病本身特有的临床表现	皮肤瘙痒、大便颜色变浅、肝大（肝外梗阻性黄疸时可能会触及胆囊或腹部包块）		有家族性倾向，多为儿童和青少年发病，有诱因（感染、劳累、饥饿、妊娠、手术、饮酒等），反复出现加重
血常规	红细胞计数减少，血红蛋白降低，网织红细胞增多	基本正常	正常		正常
尿常规	胆红素阴性，尿胆原明显增高	胆红素阳性，尿胆原增高	胆红素强阳性，尿胆原减少或消失		胆红素可为阳性或阴性
转氨酶	重度溶血时可增高，一般仅轻度异常	常明显升高（急性病毒性肝炎常>500IU/L）	升高		正常或轻度异常
胆红素	IBIL 升高为主	DBIL 和 IBIL 均升高，以 DBIL 升高为主	DBIL 升高为主		TBIL 升高 $>171\mu mol/L$，分为 DBIL 升高为主或 IBIL 升高为主两类

续表

	溶血性	肝细胞性	梗阻性		先天性非溶血性
			肝内	肝外	
ALP、GGT	正常	可升高	明显增高		正常
CHO	正常	正常或不同程度的降低	明显增高		正常
腹部B超	慢性患者可有肝、脾肿大	肝实质回声不均匀，血管走行不清	无胆囊肿大和肝内外胆管扩张（肝内梗阻）；梗阻部位以上的肝内外胆管扩张（肝外梗阻）		

注：TBIL：血清总胆红素；DBIL：直接胆红素；IBIL：间接胆红素；ALP：碱性磷酸酶；GGT：γ-谷氨酰转肽酶；CHO：血清胆固醇

表 3　导致黄疸的常见遗传性疾病

	Gilbert 病	Crigle-Najjar 综合征	Dubin-Johnson 综合征	Rotor 综合征
临床表现	可能为显性遗传，多在 25 岁前起病；慢性间歇性黄疸（常在诱因作用下出现），无明显症状和体征，可有“神经衰弱”表现	罕见，隐性遗传，多见于婴幼儿，常有核黄疸、肌肉痉挛、舞蹈病、角弓反张等	90%的患者在 25 岁前起病，黄疸可慢性间歇性加重；发作时可伴有腹痛、乏力、食欲下降、恶心、呕吐等；50%的患者有肝大	国内少见，黄疸为轻度、慢性波动性，也多见于青少年，肝不大
肝功能	IBIL 升高，其余指标正常	IBIL 明显增高，TBIL 可 >250μmol/L，ALT 可有异常	DBIL 明显升高，ALT 可有轻度异常	DBIL 升高为主，ALT 正常
肝活检	正常	可有胆栓形成，轻度汇管区周围纤维化	小叶中心肝细胞内有深棕色色素颗粒（黑色素），为确诊依据	正常
预后	良好	不良	良好	良好
治疗		对症		

2. 典型临床表现

(1) 急性起病，乏力、食欲下降、厌油、恶心、呕吐、腹胀、尿黄（如浓茶、橘子皮色）、眼黄；部分患者可有右上腹不适、发热、关节痛（乙型常见）等。

(2) 体检：可有皮肤、巩膜黄染，可有肝轻度肿大。

(3) 实验室及辅助检查

1) 肝功能明显异常：谷丙转氨酶（ALT）常>500IU/L、谷丙转氨酶/谷草转氨酶>1.0，胆红素升高以DBIL升高为主，白蛋白正常，ALP和GGT正常或轻度异常。

2) 腹部B超：肝弥漫性病变（肝实质回声增强、血管走行不清），可伴有胆囊壁增厚。

【诊断思路】

急性起病，无其他原因可解释的乏力和消化道症状，体征较少，实验室检查提示ALT明显异常。询问如有输血和血制品史、无保护性性行为、静脉吸毒、拔牙、人流术、手术或其他医疗器械接触经历等，常提示有丙肝或乙肝病毒感染的可能；丁肝病毒感染只发生在已经感染乙肝病毒者；常在外进食的年长者，常感染戊型肝炎病毒；暴发流行常见于甲或戊型肝炎病毒感染。有上述体检、实验室及辅助检查，即可考虑为急性黄疸型肝炎，如无黄疸，血清胆红素和尿胆红素正常，则为急性无黄疸型肝炎。同时应作以下鉴别诊断，除外其他原因引起的急性黄疸型肝炎；同时进行肝炎病毒血清学检查，阳性指标即为病原分型的依据。

【鉴别诊断】

其他原因所致的急性肝炎，如急性药物性肝损伤（有明确的药物应用史，详见下文）、急性酒精性肝损伤（大量嗜酒史）、非嗜肝病毒所致的急性黄疸型肝炎（有赖于病原学检查）、自身免疫性肝炎（需排除所有已知原因所致的急性肝损伤，且具有免疫紊乱的证据）等。

1. 引起肝炎的其他病毒：包括巨细胞病毒、EB病毒、风疹病毒、单纯疱疹病毒、肠道病毒（如埃可病毒、柯萨奇病毒）等。临床表现应有原发病的特殊表现。可通过检测病毒特异性抗原、抗体或病毒核酸确诊。

2. 急性药物性肝损害：仔细询问患者的服药史和服药剂量最为重要。如果患者有可疑用药病史（常见可疑药物见下文所述），肝功能损害发生在用药后1～4周内，停用药后肝损害很快恢复，除外其他原因的肝病，则可考虑药物性肝损害。临床上一般以第一次发病，肝功能异常持续半年以内的肝损伤为急性，两次以上发病或肝功能异常持续半年以上者为慢性。病理上可见肝实质损害、胆汁淤积和兼具上述两种损害等3种类型。引起药物性肝损害的常见药物中抗结核药仍居首位，中草药所致的肝损害占所有药物性肝损害的20.0%～30.2%，且呈逐年上升的趋势。单味中药如雷公藤、黄独、何首乌、斑蝥、蜈蚣粉、苍耳子、白果等；中成药如壮骨关节丸、消核片、逍遥丸、消银片、消癖宁、消石丹、天麻丸、首乌片、消咳喘、安络丸、华佗再造丸、大活络丹、小柴胡汤等均可引起肝损害。雷公藤引起的肝损害为轻度ALT升高；而壮骨关节丸引起的肝损害发生黄疸者多见，临床上表现为淤胆型肝炎；治疗银屑病的中药与黄独常可引起重型肝炎，甚至造成患者死亡。

为确诊需检测肝炎病毒指标均阴性、血常规中嗜酸性粒细胞百分数或绝对计数增加。

3. 急性酒精性肝损害：临床表现与其他原因所致的肝炎相似，但患者有明确的大量饮酒史，戒酒后症状和肝功能迅速恢复。

4. 自身免疫性肝炎：是肝的慢性活动性炎症病变，可以急性起病，表现与急性病毒性肝炎相似。自身免疫性肝炎的病因未明，各年龄和种族均可患病，女∶男＝3.6∶1，特点为高γ-球蛋白血症，生化检查提示碱性磷酸酶和γ-谷氨酰转肽酶明显升高，有与肝相关的自身抗体，肝病理表现为界面肝炎和汇管区浆细胞浸润。需要排除了遗传代谢性肝疾病、病毒性肝炎、酒精性肝病、药物性肝病、寄生虫病等后，才可诊断。

5. 急性中毒性肝损伤：如近期有进食鱼胆、毒蕈、含铅的药物等病史，有上述临床表现，除外病毒性肝炎及其他原因的肝炎，应考虑为中毒性肝炎。

此外，还需与慢性乙、丙型肝炎的急性发作（有慢性肝损害病史，发作前常有劳累、感染等诱因）相鉴别。

【处 理】

1. 一旦疑诊或确诊应立即填写传染病疫卡报告（病毒性肝炎，急性黄疸型或急性无黄疸型，病原待定；一旦获得病原学检查结果，即应填报“订正卡”）。

2. 为确诊需进一步检查病毒标志物：抗 HAV-IgM、乙肝病毒抗原、抗体和病毒核酸定量（急性乙肝患者就诊时 HBV DNA 定量可阴性或低滴度并迅速阴转）、抗 HCV、抗 HEV、抗 HDV、抗 EBV、抗 CMV。

3. 一般应住院隔离、观察、治疗，尤其是病情较重者（症状和肝功能明显异常者）。监测指标包括：症状（乏力程度、食欲情况）、体征（皮肤巩膜黄染情况、皮肤淤点和淤斑情况等）、实验室检查［有无“胆（胆红素）酶（转氨酶）分离”、PTA（是否进行性下降）、腹部 B 超（有无腹水）］等。

4. 对症支持治疗：卧床休息，清淡饮食，急性期症状重不能进食者，应补充液体量。

5. 可静脉滴注 5%～10%葡萄糖 500ml、甘草酸（单）二胺 120～200mg，每日一次；或同时静脉滴注 5%～10%葡萄糖 500ml、还原型谷胱甘肽 2.4～3.6g，每日一次。肝功能明显好转后可改为口服药：甘草酸二胺 150mg，每日 3 次；维生素 B 和维生素 C 等。

6. 抗病毒治疗：急性甲、乙、戊型肝炎无需抗病毒治疗。急性丙型肝炎 HCV RNA 阳性患者，应给予抗病毒治疗：IFN－α 3 MIU，隔日 1 次肌内或皮下注射，疗程 24 周，应同时服用利巴韦林 800～1000mg/d。

二、慢性乙（丙）型肝炎急性发作

【诊断要点】

1. 流行病学史：有慢性乙肝或丙肝史，或虽无慢性肝炎史，有乙肝家族史或乙肝患者密切接触史、手术史、输血或血制品史、吸毒或共用注射器史、医疗器械接触史。

2. 临床表现

（1）起病前常有明确诱因，如劳累、饮酒、用药、情绪波动、感染（如腹泻、肺炎、气管炎等）等。

（2）近日出现上述肝炎表现，体检可有慢性肝病容、肝掌、蜘蛛痣、脾肿大，亦可有黄疸。

3. 实验室及辅助检查

（1）生化检查：ALT、谷草转氨酶（AST）升高，常小于 1000 IU/L，可有胆红素升高。

（2）血 HBsAg、抗 HBc 阳性，HBeAg 阳性或阴性，HBV DNA 阳性（乙肝）；或抗 HCV 及 HCV RNA 阳性（丙肝）；或伴抗 HAV－IgM 阳性，或 HDAg 阳性，或抗 HCV 阳性（为共同感染）。

（3）腹部 B 超提示有肝弥漫性损伤和脾大。

【诊断思路】

有慢性肝炎史（乙肝或丙肝），近日出现肝炎症状或原有肝炎症状加重，化验有明显肝功能异常及相应肝炎病毒标志物阳性；或虽无慢性肝炎史，但体检或 B 超检查有慢性肝损害表现者，均应考虑为慢性肝炎急性发作，如除外其他病因，同时检测目前的 5 种肝炎病毒标志物，以确定是单纯的慢乙肝或慢丙肝或重叠甲、丁、戊型肝炎病毒感染。

【处　　理】

1. 一般治疗同急性肝炎。

2. 根据患者的经济、工作和生活条件，为患者选择合适的抗病毒治疗药物（具体见“慢性乙、丙型肝炎的处理”）。

三、慢性病毒性肝炎

甲、戊型病毒性肝炎均为急性，没有慢性化者。慢性病毒性肝炎的常见病原为乙、丙、丁型肝炎病毒，我国乙型肝炎最多，其次为丙型肝炎，丁型肝炎少见。

【诊断要点】

1. 临床表现、实验室及辅助检查

（1）急性肝炎病程超过半年，或原有乙、丙、丁肝炎或 HBsAg 携带史，本次又因同一病原再次出现肝炎症状、体征和肝功能异常者可诊断为慢性肝炎，或既往无肝病史，但有慢性肝病容、肝掌、蜘蛛痣、脾肿大等体征。

（2）实验室及辅助检查

1）ALT、AST 升高，但常小于 1000 IU/L；有的可有胆红素升高。

2）HBsAg 阳性，HBeAg 阳性或阴性，HBV DNA 阳性；或抗 HCV 及 HCV RNA 阳性。

3）腹部 B 超提示有肝弥漫性损伤和脾大。

4）肝穿活检：小叶内有不同程度的肝细胞变性、坏死，汇管区及汇管区周围炎症较明显，常伴有不同程度的纤维化。

2. 诊断分类

（1）慢性乙型肝炎（慢乙肝）分为两类：

1）HBeAg 阳性慢乙肝：血清 HBsAg、HBV DNA 和

HBeAg 阳性，抗 HBe 阴性，血清 ALT 持续或反复升高，或肝组织学检查有肝炎病变。

2）HBeAg 阴性慢乙肝：血清 HBsAg 和 HBV DNA 阳性，HBeAg 持续阴性，抗 HBe 阳性或阴性，血清 ALT 持续或反复异常，或肝组织学检查有肝炎病变。

（2）慢性 HBV 携带者：血清 HBsAg 和 HBV DNA 阳性，HBeAg 或抗 HBe 阳性，但 1 年内连续随访 3 次以上，血清 ALT 和 AST 均在正常范围，肝组织学检查一般无明显异常。

（3）非活动性 HBsAg 携带者：血清 HBsAg 阳性、HBeAg 阴性、抗 HBe 阳性或阴性，HBV DNA 检测（PCR 法）低于最低检测限，1 年内连续随访 3 次以上，ALT 均在正常范围。肝组织学检查显示：Knodell 肝炎活动指数（HAI）＜4 或其他的半定量计分系统病变轻微。

（4）隐匿性慢乙肝：血清 HBsAg 阴性，但血清和（或）肝组织中 HBV DNA 阳性，并有慢性乙型肝炎的临床表现。患者可伴有血清抗 HBs、抗 HBe 和（或）抗 HBc 阳性。另约 20％隐匿性慢性乙型肝炎患者除 HBV DNA 阳性外，其余 HBV 血清学标志均为阴性。诊断需排除其他病毒及非病毒因素引起的肝损伤。

【处　　理】

1. 抗病毒治疗：慢性病毒性肝炎的治疗包括抗病毒、控制肝炎症、调节免疫和抗纤维化治疗，其中最重要的是抗病毒治疗。

（1）慢乙肝的抗病毒治疗：常用药物包括 IFN－α（普通和聚乙二醇化 IFN－α）和核苷（酸）类似物（拉米夫定、阿德福韦酯、恩替卡韦和替比夫定）两类。

1）抗病毒治疗的适应证：HBV DNA$\geqslant 10^5$ copies/ml（HBeAg 阴性者为$\geqslant 10^4$ copies/ml）；ALT$\geqslant 2\times$ULN（正常值上限），应用干扰素治疗者 ALT$\leqslant 10\times$ULN、血清总

胆红素<2×ULN；如果 ALT<2×ULN，但肝组织学显示 Knodell HAI≥4，或≥G2 炎症坏死。失代偿期肝病或肝硬化者，或应用干扰素有禁忌证者，禁用干扰素。

2）IFN－α 的禁忌证

绝对禁忌证：妊娠、精神病史（如严重抑郁症）、未能控制的癫痫、未戒断的酗酒/吸毒者、未经控制的自身免疫性疾病、失代偿期肝硬化、有症状的心脏病、治疗前中性粒细胞计数<1.0×10^9/L 和治疗前血小板计数<50×10^9/L。

相对禁忌证：甲状腺疾病、视网膜病、银屑病、既往抑郁症史、未控制的糖尿病、未控制的高血压、总胆红素>51μmmol/L 特别是以间接胆红素为主者。

3）治疗方法

①HBeAg 阳性慢乙肝

A. 普通 IFN－α，5 MIU，每周 3 次或隔日 1 次，皮下或肌内注射，疗程 6 个月；如有应答，可延长至 1 年或更长；如无应答者，可改用其他抗病毒药物。

B. PEG－IFN α－2a，180 μg，每周 1 次，皮下注射，疗程 1 年。

C. 拉米夫定，100 mg，每日 1 次，口服。治疗 1 年时，如 HBV DNA 检测不到（PCR 法）或低于检测下限，ALT 复常，HBeAg 转阴但未出现抗 HBe 者，继续用药至 HBeAg 血清学转换，经监测 2 次（每次至少间隔 6 个月）仍保持不变者可以停药。停药后需密切监测肝生化学和病毒学指标。

D. 阿德福韦酯，10 mg，每日 1 次，口服。疗程参照拉米夫定。

E. 恩替卡韦：0.5mg（对拉米夫定耐药患者为 1mg），每日 1 次，口服。疗程参照拉米夫定。

F. 替比夫定：600 mg，每日 1 次，口服。疗程参照拉米夫定。

②HBeAg 阴性慢乙肝：因难以确定治疗终点，且复发率高，故疗程至少 1 年。最好选用 IFN－α、阿德福韦酯、恩替卡韦等耐药发生率低的核苷（酸）类似物治疗。

4）慢性 HBV 携带者和非活动性 HBsAg 携带者的抗病毒治疗

慢性 HBV 携带者，应做肝组织学检查：如肝组织学显示 Knodell HAI≥4，或≥G2 炎症坏死者，需进行抗病毒治疗。如肝炎病变不明显或未做肝组织学检查者，建议暂不进行治疗，但必须密切观察，一旦有上述治疗指征者，应及时抗病毒治疗。

非活动性 HBsAg 携带者一般不治疗，但必须密切观察，一旦有上述治疗指征者，应及时抗病毒治疗。

上述两类患者均应每 3～6 个月进行生化学、病毒学、甲胎蛋白和影像学检查，一旦出现 ALT ≥2×ULN，且同时 HBV DNA 阳性，可用 IFN－α 或核苷（酸）类似物治疗。

5）IFN－α 的主要不良反应：①流感样症候群：发热、寒战、头痛、肌肉酸痛和乏力等。可在睡前注射 IFN－α，或应用解热镇痛药。此类症状可随疗程的延长而减轻或消失。②一过性骨髓抑制：外周血白细胞（中性粒细胞）和血小板减少。如中性粒细胞绝对计数≤1.0×10^9/L，血小板＜50×10^9/L，应降低 IFN－α 剂量；1～2 周后复查，如恢复，则逐渐增加至原量。如中性粒细胞绝对计数≤0.75×10^9/L，血小板＜30×10^9/L，则应停药。试用粒细胞集落刺激因子（G－CSF）或粒细胞巨噬细胞集落刺激因子（GM－CSF）。③精神异常：抑郁、妄想症、重度焦虑等。抗抑郁药可有所缓解，但重者应停药。④诱导产生自身抗体（抗甲状腺抗体、抗核抗体和抗胰岛素抗体）和自身免疫性疾病。常无明显临床表现，部分可出现甲状腺疾病、糖尿病、血小板减少、银屑病、白斑、类风湿关节炎和系统性红斑狼疮样综合征等。重者应停药。

6）核苷（酸）类似物的病毒变异及耐药：应用时间较长；随着治疗时间的延长，病毒变异及耐药的发生率也增高。所以治疗过程中，必须每 3 个月检测一次肝功能、HBV DNA。一旦出现表型耐药（ALT 明显升高、HBV DNA 由阴性转为阳性或较治疗过程中的最低值升高超过 1 $\log_{10}$ copies/ml），应改用或加用其他抗病毒药物（应先重叠应用 3 个月）。如经 1 年治疗，HBV DNA 仍为阳性或较治疗前下降＜2 $\log_{10}$ copies/ml，也应改用或加用其他抗病毒药物。

（2）慢丙肝的抗病毒治疗

1）适应证：血清 HCV RNA 阳性者。

2）治疗方案

①HCV RNA 为基因 1 型和 HCV RNA 定量≥2×10^6 copies/ml

PEG－IFN－α 联合利巴韦林治疗：PEG－IFN α－2a（180μg）或 PEG－IFN α－2b（1.5μg/kg）每周 1 次皮下注射，同时口服利巴韦林 1000mg/d（不小于每日 11mg/kg）。治疗 12 周时检测 HCV RNA：a. HCV RNA 较治疗前下降不足 2 $\log_{10}$ copies/ml 者应停药；b. HCV RNA 定量低于最低检测限，继续治疗至 48 周；c. HCV RNA 未转阴，但较治疗前下降超过 2 $\log_{10}$ copies/ml 者，继续治疗至 24 周；24 周时 HCV RNA 阴转者继续治疗到 48 周，否则应停药观察。

普通 IFN－α 联合利巴韦林治疗：IFN－α 3～5 MIU，隔日 1 次肌内或皮下注射，联合口服利巴韦林 1000mg/d，治疗 48 周。

②HCV RNA 基因为 2、3 型和 HCV RNA 定量＜2×10^6 copies/ml

PEG-IFN-α联合利巴韦林治疗：PEG-IFN α-2a 180μg，每周1次皮下注射，联合应用利巴韦林800mg/d，治疗24周。

普通IFN-α联合利巴韦林治疗：IFN-α 3 MIU，每周3次肌内或皮下注射，联合应用利巴韦林800～1000mg/d，治疗24～48周。

3）IFN-α的禁忌证和相关注意事项，见慢乙肝的处理。

4）利巴韦林的不良反应：①溶血性贫血：Hb≤100g/L时应减量；Hb≤80g/L时应停药。肾功能不全者可引起严重溶血，应禁用利巴韦林。②其他：恶心、皮肤干燥、瘙痒、咳嗽和高尿酸血症等。

2. 其他治疗

（1）控制肝脏炎症：可用甘草酸制剂、水飞蓟素类等。

（2）抗纤维化：多为益气养阴、活血化瘀、养血柔肝的中药为主。

（3）免疫调节：可用胸腺素 α_1 1.6mg，每周2次，皮下注射，疗程6个月。

四、病毒性肝炎淤胆型

【诊断要点】

1. 流行病学史：同上。

2. 临床表现：急性起病（或原有慢性肝炎），轻度乏力、食欲下降、厌油、上腹饱胀、尿黄及皮肤巩膜黄染、皮肤瘙痒、大便灰白。黄疸持续3周以上。体检可有皮肤巩膜黄染，肝肿大。

3. 实验室及辅助检查

（1）血清胆红素明显升高，直接胆红素占50%以上，γ-谷氨酰转肽酶、碱性磷酸酶和血清胆汁酸明显升高，

ALT、AST常轻度升高，血清胆固醇明显升高，凝血酶原活动度＞60％或肌注维生素$K_1$1周后升至60％以上。

（2）腹部B超：肝弥漫性病变，未发现肝内外梗阻性病变。

具备上述表现者，可诊断为急性淤胆型肝炎，在慢性肝炎基础上出现明显淤胆表现者，诊断为慢性淤胆型肝炎；如除外药物等病因，而肝炎病毒学阳性者，诊断为病毒性淤胆型肝炎。

【诊断思路】

临床上有持续黄疸超过3周，除外溶血、腹部B超等影像学检查以排除肝内外梗阻性黄疸，应考虑淤胆型肝炎的可能。在检测病毒标志物的同时，应同时积极治疗。

【鉴别诊断】

1. 肝外梗阻性黄疸：如胰头癌、壶腹癌、胆管癌、肝门或胆总管部位肿大的淋巴结等。见黄疸的鉴别诊断。

2. 肝内梗阻性黄疸

（1）先天性非溶血性黄疸，见黄疸的鉴别诊断。

（2）原发性胆汁性肝硬化：女性多见，黄疸进行性加重，同时伴有以ALP和GGT明显升高的肝损伤，抗线粒体抗体多为阳性。患者常伴有其他自身免疫性疾病。

【处　　理】

1. 低脂肪饮食，补充脂溶性维生素A、维生素D、维生素K。

2. 给予甘草酸制剂和还原型谷胱甘肽治疗。

3. 可适当给予活血化瘀的制剂，如茵栀黄或苦黄注射液40～60ml，溶于5％～10％的葡萄糖液中。静脉滴注，每日一次。

4. 对于持续时间较长的严重黄疸者，可试用苯巴比妥，30～60mg，一日2次或3次。一般应用2周即停。

5. 长时间严重黄疸，可试用肾上腺皮质激素，如泼尼松龙（强的松龙），30～40mg/d。注意防治感染。

6. 长时间重度黄疸者，可试用血浆置换术或胆红素吸附治疗。

五、重型肝炎

Ⅰ. 急性重型肝炎：又称急性肝衰竭

【诊断要点】

1. 既往无肝炎病史，急性起病。

2. 2周内出现高度乏力，食欲下降，频繁恶心、呕吐，黄疸进行性加重，迅速出现Ⅱ度以上肝性脑病，血清凝血酶原活动度（PTA）＜40％并除外其他原因。

3. 肝臭、扑翼样震颤，肝浊音界进行性缩小，出血倾向（穿刺部位出血点或淤斑，重者可有腔道出血）。

4. 后期可有腹水、肝肾综合征、弥散性血管内凝血、脑水肿等。

5. 实验室及辅助检查：肝功能可出现胆酶分离（血清转氨酶进行性下降，总胆红素持续升高）；血清胆固醇降低；PTA＜40％。腹部B超：肝缩小，可有腹水。肝病理学检查：肝实质细胞大块或亚大块性坏死、桥接坏死，存活肝细胞重度变性。

【诊断思路】

遇有急性肝炎患者，症状、体征较重，精神状态差，病情发展快，迅速出现肝性脑病，肝浊音界缩小者，应当考虑急性重型肝炎。实验室检查发现血清总胆红素明显升高、PTA＜40％、胆固醇降低，B超示肝缩小，均提示重型肝炎。

【鉴别诊断】

1. 急性黄疸型肝炎合并精神病发作：有精神病发作史，没有突出严重的乏力和食欲下降，没有严重黄疸且血胆红素每天升高不足17.1μmol/L，PTA高于40％，肝浊音界正常。

2. 妊娠急性脂肪肝：初次妊娠晚期（36～40 周）的患者；常先有急性上腹痛；血清总胆红素明显升高，但尿胆红素阴性；血清和尿淀粉酶升高；腹部 B 超提示明显脂肪肝；肝活检发现肝细胞广泛脂肪变性；部分患者病前有静脉点滴大剂量（＞1.5g/d）四环素病史。

【处　　理】

急性重型肝炎病情进展迅速、病死率高，可达 70％以上，必须尽快收入肝炎科或传染病院积极抢救。如虽未全部达到重型肝炎的诊断标准，但症状、体征和实验室检查均提示有重型肝炎倾向者，也应按照重型肝炎处理。

目前尚无特效治疗，需采取综合治疗措施。治疗原则是：密切观察，减少肝细胞坏死，促进肝细胞再生，防治各种并发症。

1. 促肝细胞生长因子 200mg，溶于 5％葡萄糖液 250ml 中静脉滴注，每日 1 次。

2. 甘草酸二（单）胺 100～200mg，溶于 5％葡萄糖液 250ml 中静脉滴注，每日 1 次。

3. 胸腺素 α_1，1.6mg，皮下注射，每日 次。或胸腺素 10～20mg，肌内注射，每日 1 次。

4. 新鲜血浆 200ml，隔日 1 次。

5. 如出血倾向严重或已有腔道出血者，可予凝血酶原复合物或纤维蛋白原、维生素 K；抑制胃酸分泌药物（如雷尼替丁或质子泵抑制剂）。

6. 防治肝性脑病：支链氨基酸 250ml，每日 1 次或 2 次；保持大便通畅（口服乳果糖或清洁灌肠）；限制蛋白质摄入量。

7. 防治肝肾综合征：前列腺素 E_1 脂质体 10μg，静脉滴注，每日 1 次或 2 次。

8. 如有脑水肿，可用 20％甘露醇 125ml，快速静脉滴注；脑水肿严重者，需应用肾上腺皮质激素。

9. 如发现感染征象，可加用抗生素。

10. 对症支持治疗，保持水、电解质平衡。

11. 人工肝支持治疗。

12. 如经积极治疗，病情无好转者，应行肝移植。

Ⅱ. 亚急性重型肝炎：又称亚急性肝衰竭

【诊断要点】

1. 既往无肝病史，急性起病。

2. 起病后15日至24周内出现上述重型肝炎的症状、体征和实验室检查；与急性重型肝炎相比，肝性脑病出现较晚，肝无明显缩小。

3. 肝病理：肝组织有新旧不一的亚大块坏死，陈旧的坏死区网状纤维塌陷，伴胶原纤维沉积，存留肝细胞增生成团，大量小胆管增生、淤胆。

临床分期：据其临床表现分为早、中、晚三期。

早期：符合重型肝炎的基本条件，但未发生明显的脑病，也未出现腹水，PTA＜40%但＞30%。

中期：出现Ⅱ度肝性脑病或腹水，有出血倾向，PTA＜30%但＞20%。

晚期：出现难治性并发症（如肝肾综合征、消化道大出血、严重出血、严重感染、难以纠正的电解质紊乱）、Ⅱ度以上肝性脑病、脑水肿，PTA≤20%。

【诊断思路】

与急性重型肝炎相比，亚急性重型肝炎病情发展稍慢，黄疸更为明显（血清总胆红素＞171μmol/L或每天增长＞17.1μmol/L）。

【处　　理】

参见急性重型肝炎的处理。

Ⅲ. 慢性重型肝炎

【诊断要点】

1. 既往有慢性肝炎或肝硬化、慢性HBsAg或HBV

携带史，或虽无肝病史但有慢性肝病体征（如肝掌、蜘蛛痣、慢性肝病容等）和实验室检查（白蛋白降低，球蛋白增高，A/G 倒置，腹部 B 超示脾增大），病理检查符合慢性肝炎改变。

2. 临床症状、体征、实验室检查及分期同亚急性重型肝炎。

3. 病理检查：在已有的慢性肝炎或肝硬化病变背景上，有全小叶或亚大块性新鲜的肝实质坏死。

【处　　理】

同上，但更应注意防治腹腔感染。

六、肝炎肝硬化

引起肝炎肝硬化的常见病原是乙、丙和丁型肝炎病毒。

准确的早期肝炎肝硬化诊断需依据肝组织病理学检查（肝弥漫性纤维化并结节形成）。如肝病理仅有纤维化，没有结节形成，应诊断为肝纤维化。

临床上依据病情轻重将肝炎肝硬化分为代偿期和失代偿期；依据肝炎症活动程度将之分为活动性和静止性。

【诊断要点】

1. 代偿期肝硬化：早期肝硬化，属于 Child-Pugh A 级，无明显肝衰竭征象。

（1）症状：轻度乏力、食欲下降、腹胀。

（2）体征：慢性肝病表现，但无消化道出血、肝性脑病、腹水等。

（3）血清白蛋白虽然降低，但仍≥35g/L，总胆红素≤35μmol/L，PTA＞60％，转氨酶和谷氨酰转肽酶可升高。

（4）腹部 B 超：肝缩小，表面明显凹凸不平、锯齿状或波浪状，肝边缘变钝，实质回声不均、增强或呈结节状，门静脉和脾静脉内径均增宽，脾肿大。

（5）肝病理：弥漫性肝纤维化伴结节形成。

（6）检测乙、丙、丁型肝炎免疫学标志物，用PCR方法检测血清中乙、丙型肝炎病毒载量。

2. 失代偿期肝硬化：中晚期肝硬化，属于Child-Pugh B、C级，有显著的肝失代偿。

（1）可有消化道症状，伴有腹水、肝性脑病、食管胃底静脉重度曲张甚至破裂出血等。

（2）血清白蛋白＜35g/L、A/G＜1.0，总胆红素＞35μmol/L，PTA＜60％。

（3）胃镜提示食管胃底静脉曲张明显，甚至有红色征。

（4）腹部B超除肝硬化表现外，尚可有腹腔积液。

（5）肝病理同代偿性肝硬化。

（6）病原学检查同代偿性肝硬化。

3. 活动性肝硬化：除有慢性肝炎的表现外，还有持续存在的转氨酶升高和黄疸，进行性肝质地变硬和脾大。

4. 静止性肝硬化：除有慢性肝炎表现外，也有肝质地变硬和门脉高压症，血清白蛋白降低，但转氨酶和胆红素未明显升高。

5. Child-Pugh 分级表（表4）

表4 Child-Pugh 分级表

变 量	分 数		
	1	2	3
肝性脑病（级）	无	1～2	3～4
腹水	无	轻度	中重度
胆红素（μmol/L）	＜34	34～51	＞51
白蛋白（g/L）	≥35	28～34	＜28
凝血酶原时间（s）	≤14	15～17	≥18

注：A级5～8分，B级9～11分，C级12～15分

【诊断思路】

对于慢性肝炎患者，应进行全面检查，了解肝功能和病毒复制情况。常依据肝功能和腹部 B 超作出肝硬化的临床诊断；依据肝是否有炎症活动，将肝硬化分为静止性和活动性；依据是否有失代偿表现，将其分为代偿期和失代偿期。所以，完整的肝炎肝硬化临床诊断应包括上述两方面的信息。

【鉴别诊断】

1. 原发性胆汁性肝硬化：慢性或隐匿性起病，女性常见，可有皮肤瘙痒及肝、脾大；生化检查除转氨酶异常外，常有 GGT、ALP、IgM 升高；AMA 阳性（尤其是 M2 亚型阳性更有特异性）。必要时可行肝活检进一步确诊。

2. 原发性硬化性胆管炎：隐匿型起病，男性多见；病变呈进行性进展，间歇性或持续性黄疸，无胆道结石及其所致的瘢痕狭窄，经内镜逆行胰胆管造影（ERCP）显示胆总管或肝胆系明显狭窄，呈“剪树枝样”。肝穿活检提示胆管黏膜下纤维化病变。

【处　　理】

1. 病原学治疗

（1）抗乙型肝炎病毒

代偿期乙型肝炎肝硬化：HBV DNA 阳性，ALT 正常或升高。可选择拉米夫定或阿德福韦酯或恩替卡韦或替比夫定等长期治疗；如选择 IFN－α，应从小剂量开始，根据患者的耐受情况逐渐增加到预定的治疗剂量。

失代偿期乙型肝炎肝硬化：如有 HBV 复制，在知情同意的基础上，可给予拉米夫定或阿德福韦酯或恩替卡韦或替比夫定等长期治疗，不可随意停药。一旦发生耐药变异，应及时加用其他已批准的能治疗耐药变异的核苷（酸）类似物。

（2）抗丙型肝炎病毒

代偿期肝硬化：如血 HCV RNA 阳性，在严密观察下给予 IFN－α 联合利巴韦林抗病毒治疗，应从小剂量开始。

失代偿期肝硬化：抗病毒治疗的风险大，应及早行肝移植术。

2. 一般和对症支持治疗

（1）休息、戒酒、禁用伤肝药物。

（2）饮食：高热量、高维生素、易消化食物。有肝性脑病或肝功能明显减退者应限制动物蛋白摄入量。有食管胃底静脉曲张者应限制坚硬、粗糙食物。

（3）对症支持治疗（同重型肝炎治疗）。

3. 抗肝纤维化治疗：并无特效药物，可采用活血化瘀中药制剂。

4. 防治并发症（同重型肝炎治疗）。

七、原发性胆汁性肝硬化

原发性胆汁性肝硬化是自身免疫性肝损伤的一种，常与其他自身免疫性疾病（如干燥综合征、类风湿关节炎、硬皮病等）并存，主要病变为肝内小胆管的非化脓性炎症和梗阻。

【诊断要点】

1. 女性多发，女∶男＝9∶1。

2. 可有皮肤黄染及皮肤瘙痒，久病者皮肤呈深绿色。可有脂肪泻及肝、脾肿大。

3. 多有血清总胆红素持续增高，直接胆红素升高为主；胆固醇显著增高；碱性磷酸酶和 γ－谷氨酰转肽酶明显升高，而血清转氨酶轻度升高；抗线粒体抗体（尤其 M2 亚型）阳性；IgM 明显增高；红细胞沉降率（血沉）增快；γ－球蛋白增高；腹部 B 超示肝进行性肿大，表面光滑呈细颗粒状。

4. 肝组织学：小叶间胆管非化脓性炎症、坏死，胆小管增生，胆汁淤积。

【诊断思路】

女性患者以血清碱性磷酸酶和 γ-谷氨酰转肽酶明显升高来诊，即应考虑有无本病。伴有其他自身免疫性疾病、血清总胆红素增高、IgM 明显增高、血沉增快、γ-球蛋白增高、肝肿大，均有助于诊断。为明确诊断，需检测抗线粒体抗体和做影像学检查。检测肝炎病毒标志物以除外肝炎肝硬化。

【鉴别诊断】

1. 肝炎肝硬化：男性常见，皮肤瘙痒不明显，为肝细胞性黄疸，转氨酶升高为主，碱性磷酸酶和 γ-谷氨酰转肽酶可轻度升高，血清胆固醇正常或降低，肝缩小，抗线粒体抗体阴性，肝病理示肝细胞病变明显，有假小叶形成。

2. 原发性硬化性胆管炎：为肝大，胆管炎性狭窄，男性多见，常伴有炎症性肠病。主要表现为进行性梗阻性黄疸，血清碱性磷酸酶和总胆红素明显增高，抗线粒体抗体和抗核抗体阴性，抗中性粒细胞胞浆抗体（ANCA）多阳性。诊断主要依据逆行胰胆管造影或胰胆管核磁成像术。

【处　　理】

1. 熊去氧胆酸，250mg，每日 3 次或 2 次（每日剂量不少于 15mg/kg）。

2. 甘草酸（单）二胺制剂，150mg，每日 3 次，或 100～200mg 溶于 5%葡萄糖液 250～500ml 中静脉滴注，每日 1 次。

3. 一般治疗：低脂肪、高碳水化合物、高蛋白质饮食，可补充脂溶性维生素。

4. 必要时可行肝移植术。

八、肝硬化合并自发性细菌性腹膜炎

失代偿性肝硬化患者一旦出现腹水，或发生发热、腹泻或上消化道出血时，常可并发自发性细菌性腹膜炎，是肝硬化的常见并发症之一。

【诊断要点】

1. 肝硬化患者在过劳、腹泻、上消化道出血等诱因下发生，也可无明显诱因。

2. 发热、尿少、腹痛、腹胀。

3. 腹部压痛、反跳痛，肠鸣音减弱，移动性浊音阳性，可伴有双下肢凹陷性水肿。

4. 可行腹腔穿刺术，腹水为渗出液（外观混浊，比重>1.018，白细胞总数$>0.5\times10^9/L$，以多核细胞为主，涂片和培养可能获得病原体）。

5. 腹部B超：腹腔有液性暗区。

【诊断思路】

对发热、腹水、尿少、下肢水肿、合并消化道出血的肝硬化患者，应高度警惕是否并发自发性腹膜炎。可行腹部B超和诊断性腹腔穿刺检查确诊。

【处　　理】

1. 病原学治疗：在获得病原学结果前，可据经验（常见细菌为大肠杆菌）选择喹诺酮、头孢菌素、氨基苷类抗菌药物单独或联合治疗；获得病原学和药敏结果后，调整抗菌药物。

2. 记录患者24小时出入量，根据前一天的出入平衡情况调整利尿剂的应用，保持出量较入量多500～1000ml。

3. 利尿剂应用：宜联合应用保钾排钠利尿剂（螺内酯）和排钾储钠利尿剂（氢氯噻嗪、呋塞米、布美他尼）。

4. 保持水、电解质平衡：应用利尿剂容易导致血钾、血钠异常，必须定期监测。

5. 对于严重低白蛋白血症患者，必须静脉补充血清白蛋白或血浆。

九、肝硬化合并肝性脑病

肝性脑病是肝功能严重受损、代谢紊乱所致的中枢神经系统功能失调综合征。

【诊断要点】

1. 肝硬化患者多在上消化道出血、大量排钾利尿、放腹水、高蛋白质饮食、便秘、尿毒症、感染等诱因下出现。

2. 表现为性格改变、行为异常、精神障碍、昏睡或昏迷。

3. 明显肝功能损伤，可有血氨增高。

4. 扑翼样震颤阳性，脑电图异常。

【临床分期】

根据意识障碍程度、神经系统表现和脑电图改变，将肝性脑病分为 4 期：

前驱期：性格改变、行为失常，扑翼样震颤，脑电图正常。

昏迷前期：意识障碍（定向力、理解力减退，言语不清，书写障碍，举止反常）、睡眠障碍（昼睡夜醒）、行为失常，扑翼样震颤，腱反射亢进、肌张力增高、踝振挛，脑电图异常。

昏睡期：昏睡、精神障碍，扑翼样震颤，脑电图异常。

昏迷期：意识丧失，脑电图明显异常。

【诊断思路】

肝硬化患者在上述诱因存在下，出现行为、性格改变或无法完成简单的智力测试，均应考虑肝性脑病的可能。检测血氨和简易智力测试有助于诊断。

【鉴别诊断】

肝硬化患者也可因低血糖、糖尿病酮症酸中毒、尿毒症、脑血管意外和镇静剂过量发生昏迷。检测血糖、肾功能、影像学、出现定位体征、镇静剂应用史将有助于鉴别诊断。

【处　　理】

1. 消除诱因：应用抗生素控制感染；应用止血剂等控制消化道出血；避免快速、大量利尿和放腹水，及时纠正低钾、低钠引起的电解质紊乱；慎用地西泮等镇静剂。

2. 减少肠道毒物产生和吸收：控制饮食，低动物蛋白饮食。通便，清洁（弱酸性液如稀醋酸、乳果糖）灌肠；口服乳果糖，保持每天排1～3次软便。

3. 应用支链氨基酸，250～1000ml/d，静脉滴注。

4. 如系严重失代偿期肝病，可考虑行肝移植术。

十、肝硬化合并上消化道出血

为肝硬化的常见的重要并发症，治疗困难，可因大量失血、失血性休克死亡，或因出血后肝缺血诱发肝、肾衰竭死亡。

【诊断要点】

肝硬化患者常因进食坚硬、粗糙食物，化学性刺激物，或饮食过量，或腹腔压力增高等，导致食管胃底曲张静脉破裂出血。临床表现为呕血、黑便，重者可伴有失血性休克。

【鉴别诊断】

需与引起消化道出血的其他病因，如溃疡性出血、急性出血性糜烂性胃炎等相鉴别。肝硬化病史及胃镜检查有助于诊断。

【处　　理】

1. 密切观察病情变化及生命体征，并注意防治其他并发症。

2. 如发生休克须积极抗休克治疗。输注新鲜血浆不但有助于纠正休克，因其含有大量凝血因子还有助于止血。

3. 止血药

巴曲酶（立止血），1g，静脉小壶注入，每日 1～2 次。

纤维蛋白原、凝血酶原复合物静脉滴注，每日 1 次。

生长抑素，250mg，静脉注射，同时 0.25mg/h 静滴维持。

奥曲肽（善得定），0.1mg，静脉推注，同时 0.3mg 溶于 5%葡萄糖液中静脉滴注 12 小时。

垂体后叶素，10～20U 静脉推注，同时 0.2～0.4U/min 静脉维持。

维生素 K_1，10～20mg，静脉注射，每日 1 次。

4. 抑制胃酸分泌：法莫替丁 20mg，肌内注射，每日 2 次。如不除外胃黏膜病变所致出血，可应用质子泵抑制剂奥美拉唑，40mg，静脉小壶注入，每日 1～2 次。

5. 三腔二囊管压迫止血：胃囊注气 200ml，食管囊注气 80～100ml；重力牵引三腔管。12～24 小时放气一次，压迫后 48 小时不出血，可留管不注气，至 72 小时可拔管。

6. 内镜下（硬化剂或套扎）止血。

7. 出血不止，可考虑外科手术治疗。

十一、肝硬化合并肝肾综合征

肝肾综合征为肝硬化晚期并发症，是严重肝衰竭的表现，一旦发生预后极差，故应积极防治。

【诊断要点】

1. 多发生于肝硬化并发顽固性腹水患者。

2. 常见诱因：感染、出血、电解质紊乱、大量利尿、放腹水或应用损伤肝、肾的药物等。

3. 临床主要表现是少尿、无尿，及其引起的水、电解质、酸碱平衡失调，如腹水、水肿（包括皮下组织水肿、甚至心力衰竭、肺水肿、脑水肿等），氮质血症，低血钠及高血钾等。

4. 早期肾尚无器质性病变，可出现明显肾功能损害，血尿素及肌酐异常。

【处　理】

1. 积极改善肝功能，去除诱因。

2. 出现前应注意保证患者足够的血容量，是预防肝肾综合征的重要措施。出现少尿后，如考虑为肾前性少尿（参见本书“肾综合征出血”部分），应补足血容量。

3. 积极利尿，除应用利尿剂外，可试用多巴胺、酚妥拉明等血管活性药物。

4. 病程早期即应应用前列腺素 E_1（可应用其脂微球制剂）10μg 稀释后静脉点滴，每日 2 次，有助于扩张肾小动脉及增加肾血流量，防治肝肾综合征。

十二、肝硬化合并肝癌

肝癌亦为肝硬化的常见、重要并发症。我国肝癌主要病因是 HBV、HCV 感染，约 90％以上合并肝硬化，故乙肝、丙肝肝硬化病人均为肝癌的超高危人群。肝炎并肝癌预后极差，平均生存期 6 个月；临床上如能及时发现小肝癌（直径小于 3cm），手术切除或行肝移植术，均可获得较好的疗效。

【诊断要点】

肝硬化患者出现进行性肝肿大，无其他原因的肝区疼痛、血性腹水，无其他原因的发热，即应考虑是否发生肝癌。如甲胎蛋白明显增高或进行性增高，影像学检查（腹部 B 型超声、CT 或 MRI）均有助于诊断。细针肝穿刺活检有助于确诊，但阴性结果并不能完全排除肝癌的诊断。

肝硬化尤其是疑诊或确诊为肝癌的患者，如突然出现腹部疼痛、肝迅速增大，或突然出现腹痛，腹肌紧张伴有腹部压痛、反跳痛，同时血压及血红蛋白降低，应考虑肝癌结节破裂出血。

【处　　理】

对慢性肝炎尤其是肝硬化患者，必须监测肝癌的发生，除注意临床表现外，至少每 3 个月必须化验一次甲胎蛋白（AFP）及 B 超检查，必要时须行 CT 或 MRI 或细针肝穿刺病理学检查，尽早确诊小肝癌，并及时转肝胆外科或介入科，进一步确诊及治疗。

早期尽量手术切除，不能切除的肝癌可采取肝动脉栓塞化疗、无水酒精瘤内注射、射频等治疗。需与外科、介入科、化疗科医师讨论治疗方案。

（赵　鸿）

第三部分　腹　泻

概　述

腹泻是临床常见的症状，病人以腹泻为主诉来诊，必须具备以下两个条件：①大便次数增多，每天 3 次或 3 次以上；②粪便性状改变，为稀便、水样便、黏液便、脓血便或鲜血便、血水样便、米泔水样便等。病人可伴有发热、腹痛、里急后重、恶心、呕吐，严重者可伴有脱水、休克（低血容量性和/或感染性）。根据腹泻与感染的关系可分为：

1. 感染性腹泻

（1）侵袭性病原引起的腹泻，包括细菌性痢疾、阿米巴痢疾、弯曲菌肠炎、沙门菌肠炎、耶尔森菌肠炎、出血性大肠杆菌肠炎、侵袭性大肠杆菌肠炎、产气荚膜梭状芽胞菌肠炎等。

（2）肠毒素性病原引起的腹泻，包括霍乱、金黄色葡萄球菌肠炎、产毒素性大肠杆菌肠炎、不凝集弧菌性肠炎、蜡样芽胞菌肠炎等。

（3）病毒感染性腹泻，包括轮状病毒肠炎、腺病毒性肠炎、诺如病毒性肠炎等。

（4）抗生素相关性细菌性肠炎，包括金黄色葡萄球菌伪膜性肠炎、难辨梭状芽胞菌伪膜性肠炎及念珠菌属肠炎等。

（5）寄生虫感染性腹泻等。

2. 非感染性腹泻：包括症状性腹泻如急性阑尾炎、宫外孕、直肠/结肠癌、自发性腹膜炎、尿毒症、甲状腺功能亢进等。炎症性肠病（溃疡性结肠炎、克罗恩病）、过敏性肠炎、肠易激综合征、放射线性肠炎及肠道肿瘤等。

本文主要讨论感染性腹泻。

常见的感染性腹泻的诊治

一、细菌性痢疾

细菌性痢疾（简称菌痢）是由志贺菌（痢疾杆菌）引起的肠道传染病。以直肠、乙状结肠的炎症与溃疡为其主要病理变化。主要临床表现为腹痛、里急后重、腹泻、排黏液脓血便等，可伴有畏寒、高热，严重者可出现感染性休克和/或中毒性脑病。急、慢性菌痢病人和带菌者是本病的传染源。经粪-口途径传播。人群普遍易感，病后仅获短暂的免疫力，可反复感染。该病终年散发，但夏秋季多发。根据病程的不同临床可分为急性和慢性，根据病情严重程度的不同可分为典型、轻型及中毒型（包括休克型、脑型及混合型）。

【诊断要点】

1. 流行病学史：多在夏秋季发病，居住地卫生环境不良，有进不洁食物或不洁饮水史。

2. 临床表现：潜伏期 1～3 日（数小时～7 日）

（1）急性细菌性痢疾：临床表现轻重不一。

1）典型型：①急性起病，发热及全身毒血症症状。②阵发性痉挛性腹痛、腹泻，开始为稀便、水样便，继而出现黏液便、脓血便，每次便量少，无粪质，但便次多，每天最多可达数十次甚至不可数，伴有明显的里急后重，可有恶心、呕吐。③左下腹有压痛。

2）轻型：无发热或低热，可无腹痛，便次在 10 次以下，表现为黏液便。

3）中毒型：①休克型：较多见，以感染性休克为主要表现，面色苍白、四肢厥冷、脉细速、血压下降、皮肤花斑、发绀。并可出现心、肾功能不全的症状。②脑型：急性起病，高热，以中枢神经系统症状为主要表现，发病当日出现烦躁不安、惊厥、昏迷及抽搐、瞳孔大小不等、对光反射迟钝或消失，亦可出现呼吸异常及衰竭；开始发病时可能无明显腹痛、腹泻。③混合型：具有以上两型的表现，最凶险，病死率最高。

（2）慢性细菌性痢疾：急性菌痢病程迁延超过2个月未愈者为慢性菌痢，分为3型。

1）慢性迁延型：长期反复腹痛、腹泻，大便常有黏液及脓血，伴有乏力、营养不良及贫血等症状。

2）急性发作型：有慢性菌痢史，因进食生冷食物、劳累或受凉等诱因引起急性发作，出现腹痛、腹泻及脓血便，发热及全身毒血症症状多不明显。

3）慢性隐匿型：1年内有急性菌痢史，临床无症状，便培养有痢疾杆菌，结肠镜检查肠黏膜有炎症甚至溃疡。

3. 实验室检查

（1）便常规：黏液便或脓血便，镜检可见白细胞＞15/HP，并有红细胞。

（2）血常规：白细胞总数升高。

（3）便培养：可检出痢疾杆菌，为确诊依据。

【诊断思路】

夏秋季发病，腹泻、腹痛，大便黏液便或脓血便，可有发热及全身毒血症症状，应考虑为细菌性痢疾，进行大便常规及细菌学培养，大便常规镜检白细胞＞15/HP，有红细胞，即可作临床诊断，大便培养出痢疾杆菌可确诊。如发病时表现为严重全身毒血症症状及感染性休克，或高热、抽搐、昏迷，或同时或先后出现以上两个表现，则为暴发型（休克型、脑型及混合型），病情危重。

【鉴别诊断】

1. 急性菌痢：应与急性肠炎、阑尾炎、宫外孕、急性阿米巴痢疾、细菌性胃肠型食物中毒等鉴别，除临床表现不同外，大便常规及细菌培养是重要的诊断依据。

（1）急性阑尾炎：起病急，发热、腹痛，常伴有腹泻、恶心、呕吐。临床酷似感染性腹泻，但急性阑尾炎的腹痛为转移性，由上腹逐渐转移至右下腹，且在右下腹有固定的压痛点，局部可有肌紧张和反跳痛。而感染性腹泻的腹痛常无固定的部位，也无很局限的压痛点，无局部的腹膜刺激症状可资鉴别。

（2）宫外孕：宫外孕破裂患者临床常表现为腹痛、腹泻、恶心、呕吐甚至低血压休克，与感染性腹泻极易混淆，育龄妇女伴有低血压者需注意本病。宫外孕破裂患者的低血压难以纠正，且血压与呕吐和排泄量不符，容易误诊为感染性休克，但患者无感染中毒症状，不支持该诊断时要考虑宫外孕的可能。尿妊娠试验、B超检查即可确诊。

2. 慢性菌痢：需与非特异性溃疡性结肠炎、克罗恩病、慢性阿米巴痢疾，以及直肠/结肠癌等鉴别。除临床表现不同外，直肠结肠镜检查、大便常规及细菌培养是重要的诊断依据。

（1）非特异性溃疡性结肠炎：为慢性病程，病程中可反复出现腹泻，排脓血便，与细菌性痢疾容易混淆，尤其慢性菌痢。主要鉴别点为溃疡性结肠炎抗生素治疗无效，便培养无致病菌。最可靠的鉴别方法是纤维结肠镜检查。

（2）克罗恩病：为慢性炎性肉芽肿性疾病，临床表现为发热、腹痛、腹泻，排糊状便，与感染性腹泻有共同之处，但本病腹痛常在右下腹，部分病人可触及包块，严重病人有瘘管形成，抗生素治疗无效，便培养无致病菌。纤维结肠镜特征表现可与感染性腹泻鉴别。

（3）直肠/结肠癌：直肠/结肠癌继发感染时常表现为发热、腹痛、腹泻、血便或脓血便、里急后重，容易按感染性腹泻治疗而贻误诊断。直肠/结肠癌患者继发感染前一般有排便习惯和粪便性状的改变，常以血便为突出表现，并有贫血等表现，应用抗生素治疗症状减轻，但不能完全缓解者，要警惕直肠/结肠癌的可能。确诊可靠纤维结肠镜检查。

3. 中毒型菌痢休克型：与其他原因的休克，尤其是其他感染性休克，包括汉坦病毒引起的肾综合征出血热鉴别。除临床表现不同外，大便常规、血培养及相关的免疫学检查是重要的诊断依据。

4. 中毒型菌痢脑型：与流行性乙型脑炎、钩端螺旋体病脑膜脑炎型、脑型疟疾等鉴别。除不同的流行病学资料、不同的临床表现（如中毒型菌痢脑型发病当日即出现神经系统表现，流行性乙型脑炎多以发病后 2～3 日脑症状最严重，而钩端螺旋体病脑膜脑炎型在发病中期才出现脑损害表现）外，血涂片、大便常规、细菌培养、脑脊液检查及相关的免疫学检查是重要的诊断依据，如中毒型菌痢脑型，主要是感染中毒性脑病，故脑脊液检查除压力稍高外，其他均正常。

【处　　理】

经临床诊断需报传染病疫卡。急性期或中毒型病人应收入院隔离治疗。按消化道传染病进行隔离，大便细菌培养阴性方可解除。

1. 急性菌痢

（1）抗菌治疗

1）喹诺酮类：诺氟沙星、左氧氟沙星 0.2～0.4g，每日 3 次，或环丙沙星 0.5g，每日 2 次。不能口服者，可静脉滴注，左氧氟沙星或环丙沙星 0.3～0.4g，静脉点滴，每日 1 次。疗程 3～5 日。儿童、孕妇及哺乳期妇女禁用。

2）庆大霉素：8万U每日2次口服，疗程3～5日。庆大霉素口服不吸收，消除了耳、肾毒副作用。

3）严重病人或喹诺酮类、庆大霉素等耐药者，可选用第三代头孢菌素（头孢噻肟、头孢哌酮等）2～3g静脉点滴，每日2次，或头孢曲松2～3g，静脉点滴，每日1次，疗程1周左右。

用药期间注意监测粪便球/杆菌比例，必要时给予微生态制剂，如双歧杆菌、嗜酸乳杆菌、肠球菌三联活菌（培菲康）、地衣芽胞杆菌（整肠生）等，防止肠道菌群紊乱。

4）如有药敏结果，可根据药敏结果选用抗菌药物。

5）腹泻严重者应用上述抗菌药物同时，可予小檗碱（黄连素）0.3g每日3次辅助抗菌治疗，同时也起到了减少肠液分泌的作用。

（2）对症治疗

1）ORS（口服补液盐）冲水口服补液，一袋冲1000ml水，根据病情决定补液量。

2）颠茄或654-2 10mg口服或肌注止痛。

3）如高热，可口服百服宁或泰诺林等退热。

4）中毒型菌痢反复惊厥者可给予地西泮、苯巴比妥肌注或水合氯醛灌肠。

5）休克型菌痢：抗休克治疗，予以扩充血容量、纠正酸中毒，在此基础上可应用654-2、多巴胺等血管活性药。可短期应用肾上腺皮质激素（同其他感染性休克的治疗）。

6）脑型：给予20％甘露醇每次1～2g/kg快速静注，每4～6小时注射一次，以减轻脑水肿。应用血管活性药物改善脑部微循环，同时给予肾上腺皮质激素地塞米松每次5～10mg静脉小壶滴注有助于改善病情。保持呼吸道通畅、吸氧，如出现呼吸衰竭可使用洛贝林，必要时应用呼吸机。中毒型菌痢病人休克和/或颅内高压基本纠正，尽快收入病房治疗。

2. 慢性菌痢治疗：多次大便细菌培养及药敏试验，根据病原菌药敏结果选用有效抗生素，通常宜联用2种不同类型抗生素，疗程需适当延长，必要时可给予多个疗程治疗。亦可收入院应用药物保留灌肠治疗。

二、霍乱

霍乱是由霍乱弧菌引起的烈性肠道传染病，是我国法定甲类传染病，呈世界流行。霍乱弧菌分泌活性极强的霍乱肠毒素是其主要致病因素，可引起小肠黏膜的肠腺细胞过度分泌，大量肠液在肠腔积聚，导致水泻。临床主要表现是起病急，大量水样腹泻而脱水，严重者出现电解质紊乱、酸中毒及循环衰竭，甚至导致死亡。治疗关键是及时补充水、电解质。

【诊断要点】

1. 流行病学史：主要发生在夏秋季。居住在疫区或近期到过疫区，有不洁饮食、饮水史。

2. 典型临床表现

（1）急性起病，先泻后吐，大便呈水样或米泔水样，便量较大，便次可几次到几十次不等；易引起脱水、酸中毒、电解质紊乱及循环衰竭，病情进展快而凶险。

（2）一般无发热、腹痛，不伴里急后重。

（3）查体：有不同程度的脱水表现，严重者表现为休克。

3. 实验室检查

（1）血常规：有血液浓缩表现。

（2）便常规：为稀便、水样便或米泔水样便，镜检：无或有少数白细胞。

（3）直接悬滴动力试验及制动试验：暗视野镜检可见

穿梭状有动力细菌（动力试验阳性）；滴入霍乱弧菌抗血清1滴，运动停止（制动试验阳性），可作为初筛诊断（临床诊断）。肠道门诊每个来诊的腹泻病人必须检测便常规、大便直接悬滴动力试验及制动试验。

（4）大便细菌培养出霍乱弧菌为确诊依据。

【诊断思路】

多在夏秋季发病，急性起病，表现为先泻后吐，频繁的大量水样便，很快出现脱水、酸中毒及酸碱平衡失调甚至循环衰竭，多无明显发热、腹痛及里急后重。流行病学资料显示居住在霍乱疫区或今日去过疫区，有不洁饮食、饮水史。实验室检查做大便悬滴动力试验及制动试验，如阳性可临床诊断；同时做大便培养，如检出霍乱弧菌可确诊。

【鉴别诊断】

需与其他病原体引起的腹泻鉴别，主要是急性菌痢、急性肠炎、胃肠型食物中毒等鉴别，除各自的临床表现外，最重要的鉴别依据是大使培养出不同病原体。

【处　　理】

立即电话通知科领导及院领导，由他们按规定上报相关卫生防疫部门，按上级意见处理（包括消毒、处理、收治医院等）。暂留观病人，进行隔离及治疗。

1. 补液治疗：是本病最重要的治疗。

（1）轻度脱水可口服，中重度脱水需静脉补液。

（2）补液原则：早期、迅速、足量，先盐后糖，先快后慢，纠酸补钙，见尿补钾；对老人、婴幼儿及心肺功能不全的病人补液不能过快，边补边观察治疗反应。

（3）静脉补液的种类：541液、腹泻治疗液、2∶1溶液和林格乳酸钠溶液等。通常选择与患者丧失电解质浓度相似的541液（每升含氯化钠5g、碳酸氢钠4g和氯化钾1g），其配制可按以下比例组合：0.9%氯化钠550ml，

1.4%碳酸氢钠 300ml，10%氯化钾 10ml，以及 10%葡萄糖液 140ml。

（4）补液量根据失水情况，以第一个 24 小时计，轻度脱水：3000～4000ml/d，儿童 120～150ml/kg；中度脱水：4000～8000ml/d，儿童 150～200ml/kg；重度脱水：8000～12 000ml/d，儿童 200～250ml/kg。中度以上病人最初 2 小时内应快速输入 2000～4000ml。

（5）有尿时注意补钾，剂量按 0.1～0.3g/kg 计算，浓度不超过 0.3%。及时补钾对儿童尤为重要，因其粪便含钾量高。

2. 抗菌治疗：能减少排菌量，缩短排菌期。

（1）喹诺酮类：诺氟沙星、左氧氟沙星 0.2～0.4g，每日 3 次，或环丙沙星 0.5g 每日 2 次口服；不能口服者，可静脉滴注，左氧氟沙星或环丙沙星 0.3～0.4g 静脉点滴，每日 1 次，疗程 3 日。儿童、孕妇及哺乳期妇女禁用。

（2）严重病人或喹诺酮类等耐药者，可选用第三代头孢菌素（头孢噻肟、头孢哌酮等）2～3g 静脉点滴，每日 2 次，或头孢曲松 2～3g 静脉点滴每日 1 次，疗程 3 日。用药期间注意监测粪便球/杆菌比例，必要时给予微生态制剂，如培非康、整肠生等，防止肠道菌群紊乱。

（3）有药敏试验结果时，根据药敏试验选用抗菌药物。

病人症状消失后，隔日粪便培养 1 次，连续 3 次粪便培养阴性方可解除隔离。

三、其他细菌性肠炎

Ⅰ. 弯曲菌肠炎

弯曲菌肠炎是由空肠/结肠弯曲菌引起的小肠结肠炎。临床不少见，发病率仅次于细菌性痢疾。

【临床表现】

起病急，发热，体温 38～40℃，阵发性痉挛性腹痛、腹泻，便次每日几次到十几次不等，大便可为水样、黏液样或黏液血便，可伴有恶心、呕吐。

【实验室检查】

便常规镜检可见红、白细胞。确诊需靠粪便培养出弯曲菌。

【治　　疗】

红霉素成人0.8～1g/d分次口服，小儿每日40～50mg/kg分次口服，疗程5～7日；或庆大霉素8万U每日2次口服，疗程5～7日。庆大霉素口服不吸收，消除了对耳、肾的毒副作用。

Ⅱ.肠出血性大肠杆菌肠炎

肠出血性大肠杆菌肠炎是由肠出血性大肠杆菌（EHEC）引起的出血性结肠炎。EHEC有多种O血清型，其中$O_{157}H_7$最为多见。EHEC无侵袭力，也不产生肠毒素，但可产生一种毒力甚强的细胞毒素，此毒素对Vero细胞有杀伤作用，故称Vero毒素，是其主要致病因素，可引起盲肠、阑尾和升结肠黏膜上皮细胞的炎症、出血、坏死。

【临床表现】

起病急，不发热或低热。阵发性痉挛性腹痛、腹泻，大便开始为稀便，转而为血便或血水样便，可伴里急后重、恶心、呕吐。10%的病人可并发溶血尿毒综合征（HUS），表现为急性溶血性贫血、黄疸、血小板减少，并有少尿、无尿、氮质血症等急性肾衰竭表现；HUS也可发生于此菌对其他部位的感染（如泌尿系感染等）；HUS是引起病人死亡的主要原因。

【实验室检查】

便常规为鲜血便或血水样便，镜检有较多红细胞，可有少量白细胞。确诊需靠细菌培养。

【治　　疗】

抗菌治疗同细菌性痢疾。

Ⅲ. 肠侵袭性大肠杆菌肠炎

肠侵袭性大肠杆菌肠炎是由肠侵袭性大肠杆菌(EIEC)侵犯结肠黏膜而引起的结肠炎。主要病变为结肠黏膜的炎症和溃疡。该菌致病力强，所有人群均可患病。多为接触传播引起的散发病例，水源污染则可致暴发流行。临床表现类似于细菌性痢疾，确诊需靠便培养。

【治　　疗】

同细菌性痢疾。

Ⅳ. 肠产毒性大肠杆菌肠炎

肠产毒性大肠杆菌肠炎是由肠产毒性大肠杆菌(ETEC)分泌肠毒素而引起的肠炎。该菌能分泌两种肠毒素——不耐热肠毒素（类似于霍乱肠毒素）和耐热肠毒素，两者均能引起肠液的大量分泌。本菌主要通过污染的水源、牛乳、食品而传播，是旅游者腹泻的主要病原之一；人与人之间直接传播的机会不多。临床表现与霍乱类似，但水泻非米泔水样。

【治　　疗】

主要为补液，根据病情可采取口服或静脉输液以纠正水、电解质及酸碱失衡，严重者按霍乱治疗。一般不用抗菌药物。

Ⅴ. 肠致病性大肠杆菌肠炎

肠致病性大肠杆菌肠炎是由肠致病性大肠杆菌(EPEC)引起的肠炎。EPEC 通过菌毛黏附于十二指肠、空肠、回肠上段黏膜上皮细胞，使局部微绒毛萎缩，破坏了小肠微绒毛的吸收功能，导致肠液在肠腔积聚，引起水泻。本菌传染性强，病人和带菌者为传染源，可通过手、食品和用具传播，各年龄均可发病，但以 2 岁以下小儿为多，常引起医院内暴发流行。发病多缓慢，多有饮食不调或增加副食不当等诱因，常误诊为消化不良。一般不发热，便次每日 3～5 次，黄色蛋花样。确诊需靠便培养。

【治　疗】

本病为自限性疾病，通过调整饮食和对症治疗常可自愈。重者可予口服新霉素 5～10mg/kg，每日 4 次。

Ⅵ. 耶尔森菌肠炎

耶尔森菌肠炎是由耶尔森菌属中的小肠结肠耶尔森菌和假结核耶尔森菌分别引起的小肠结肠炎和末端回肠炎。此病在世界各国广泛分布，我国不少省市均有报道。病人、健康带菌者、病畜和带菌家畜均可为传染源，主要传播途径为消化道。

小肠结肠耶尔森菌常黏附于回肠下端、盲肠及结肠的黏膜上皮上，继而侵入固有层生长繁殖，引起炎症和浅表溃疡。该菌还可产生耐热性肠毒素，使肠液分泌增加，从而导致腹泻。机体抵抗力低下时，该菌还可进入血流，引起败血症和迁徙性脓肿。此外，该菌感染还可诱发自身免疫性损害，如关节炎、Reiter 综合征、结节性红斑、肾小球肾炎和心肌炎等。假结核耶尔森菌进入肠道后常穿过回肠黏膜，局限于回盲部淋巴结和肠系膜淋巴结，形成化脓性淋巴结炎和肉芽肿性病变，偶可侵入血流。

【临床表现】

潜伏期 10 日左右。

1. 小肠结肠炎：最常见，多见于 5 岁以下婴幼儿。常突然发热，体温 38～40℃，腹痛、腹泻，大便为水样稀便，可带黏液，偶见脓血，少数病人有呕吐。本型多为自限性，数日后常可自愈，偶可达 1～2 周。

2. 末端回肠炎：病变主要为回肠末端、阑尾和肠系膜淋巴结的炎症。多见于年长儿和青年。突然发热、右下腹痛和压痛，可伴腹泻，末梢血白细胞增高。无腹泻的病例，临床酷似急性阑尾炎，急性阑尾炎手术中约有 5%是由耶尔森菌引起的，其中假结核耶尔森菌占相当大比例。

3. 败血症：持续高热，头痛、腹痛，肝、脾肿大，但不一定伴有腹泻。部分病例可有肝、脾脓肿，骨髓炎，脑膜炎等迁徙性病变。

4. 变态反应性疾病：部分病例急性腹泻后可继发关节炎、结节性红斑、虹膜睫状体炎、脉络膜炎、动脉炎、溶血性贫血、肾小球肾炎等。

凡有以下线索者应考虑耶尔森菌肠炎的可能：①有不典型阑尾炎的表现；②腹泻后1～2周出现反应性关节炎等变态反应性表现者。

确诊需靠细菌培养，需注意本菌培养过程与其他细菌不同，因本菌耐冷，粪便接种于液体培养基需4℃，7～10日冷增菌，然后再转种SS培养基。

【治　疗】

肠炎患者一般为自限性，可不应用抗菌药物，但病情严重，特别是有肠道外感染者应给予抗菌治疗。一般首选喹诺酮类，如诺氟沙星或左氧氟沙星0.2～0.4g，每日3次，疗程3～5日。败血症者可选第三代头孢菌素静滴。

Ⅶ. 鼠伤寒沙门菌肠炎

鼠伤寒沙门菌为沙门菌B群，与其他沙门菌相同，主要寄生于动物的胃肠道内。患病和带菌动物及病人是传染源，可通过染菌的饮食如肉类、蛋类、牛奶等和日常生活接触传播。可为散发、集体食物中毒或院内暴发流行。在医院，尤其在婴儿室和儿科病房，常有鼠伤寒沙门菌肠炎的暴发流行。

【临床表现】

1. 急性胃肠炎型：潜伏期为4小时～2日。起病急，多数病人有发热，体温可达38～39℃，伴有畏寒、寒战、腹痛、腹泻、恶心、呕吐，粪便呈黄色稀水便，亦可表现为黏液或脓血便，一般病程持续2～5日。

2. 伤寒型：症状、体征类似伤寒。

3. 败血症型：经院内感染的婴幼儿易发生败血症。表现为高热、寒战，热型多呈弛张热，恶心、头痛、多汗、全身酸痛等，亦可表现腹泻，严重病人可引起肺炎、脓胸、心包炎、肝脓肿、化脓性脑膜炎、腹膜炎、关节炎、骨髓炎、胆囊炎等。

确诊靠细菌培养。

【治　疗】

急性胃肠炎型一般不用抗菌药物。伤寒型和败血症型需使用抗菌药物。由于沙门菌对多种抗菌药产生耐药性，在选择抗菌药物时可参考细菌药敏试验。一般可选用喹诺酮类，对重症病人及上述药物治疗无效者，可用第三代头孢菌素治疗。具体用药剂量见细菌性痢疾。

Ⅷ. 产气荚膜梭状芽胞菌肠炎

产气荚膜梭状芽胞菌肠炎是由梭状芽胞杆菌引起的急性肠炎。产气荚膜梭状芽胞杆菌为革兰染色阳性厌氧菌，根据本杆菌所产毒素的活力可将其分成 A、B、C、D、E、F 6 型。本菌常为外伤性气性坏疽的主要病原。如长期保存的肉类食品或肉类罐头污染，人类食用后可引起肠炎。根据其病原及临床表现不同可分为两类。

1. 食物中毒型胃肠炎：常由 A 型产气荚膜梭状芽胞杆菌引起，通过产生肠毒素致病。潜伏期为 6～24 小时，起病急，发热、腹痛、大量水泻，无黏液及脓血，可伴恶心、呕吐。病程 1～2 日，常为自限性。

2. 出血坏死性肠炎：常由 C 型产气荚膜梭状芽胞杆菌引起。其可产生一种 β 毒素，该毒素能引起穿透肠壁的肠管坏死。患者多为成人，夏季多发。突出的临床表现为剧烈腹痛、出血性腹泻以及迅速发展的毒血症症状及休克，常有腹膜刺激征及鼓肠，病死率高达 40%。

【诊　断】

粪便和可疑食物中分离到产气荚膜梭状芽胞杆菌，食物或粪便中检到本菌的肠毒素。

【治　　疗】

食物中毒型胃肠炎轻者对症处理，重者可采用抗菌药物，见出血坏死性肠炎。出血坏死性肠炎治疗应按重型感染性疾病处理，抗感染中毒性休克治疗同时需抗菌治疗，采取大剂量青霉素每天1000万～2000万U静脉滴注，或克林霉素静脉滴注0.3g，每日4次。毒血症症状严重时，可应用肾上腺皮质激素，氢化可的松100～200mg静脉滴注或地塞米松5mg静脉小壶滴入。肠坏死严重者需手术治疗。

四、抗生素相关性细菌感染性腹泻

长时间大量应用抗生素可引起肠道菌群紊乱，抗菌药物不但能抑制或杀死致病菌，也能作用于对其敏感的正常菌群。正常菌群减少后，就可使条件致病菌或耐药菌群增殖，如金黄色葡萄球菌、难辨梭状芽胞菌、肠球菌、念珠菌等。

常引起腹泻和结肠炎的抗生素有：青霉素、氯霉素、头孢菌素类、氨苄西林、林可霉素、克林霉素、新霉素、四环素、利福平等。以氨苄西林和克林霉素所致者最多。

【临床表现】

腹泻常发生于抗菌治疗过程中，亦可发生于停药后1～2周内。轻者表现为水泻，毒血症状轻，结肠镜检查肠黏膜正常或轻度充血水肿。重者可表现为伪膜性肠炎，常由金黄色葡萄球菌或难辨梭状芽胞菌增殖，直接侵袭肠黏膜而形成伪膜所致。病人可有血便、黏液血便，便中带有斑片状或条状伪膜，发热（体温38～40℃）、腹痛及全身毒血症症状，严重者可发生休克、DIC。结肠镜检查有灰黄或灰白斑片状伪膜。

【诊　　断】

根据用药史、临床表现、结肠镜检查及粪便细菌培养诊断。

【治　　疗】

轻者仅停用原抗生素，加用微生态制剂（培菲康、整肠生、乳酸菌素片）即可。重者除停用原抗生素、加用微生态制剂外，需给予万古霉素，成人 0.2g，每日 4 次口服（针对金黄色葡萄球菌、难辨梭状芽胞菌、肠球菌）或甲硝唑 0.2g，每日 4 次口服（针对难辨梭状芽胞菌）；如培养为念珠菌，则给予制霉菌素 100 万 U，每日 3 次口服。

五、胃肠型细菌性食物中毒

胃肠型细菌性食物中毒系由进食细菌或毒素污染的食物引起的急性胃肠炎。常见的细菌有沙门菌属、副溶血性弧菌、大肠杆菌、金黄色葡萄球菌、蜡样芽胞杆菌等。多发生于夏秋季，病例集中，多集体发病。潜伏期短，超过 72 小时发病的病例可基本排除食物中毒。

【诊断要点】

1. 流行病学史：有共同进食的可疑食物，未食者不发病，停止食用可疑食物后流行迅速停止。

2. 临床表现：起病急，以急性胃肠炎表现为主，如恶心、呕吐、腹痛、腹泻等。金黄色葡萄球菌和蜡样芽胞杆菌食物中毒呕吐剧烈，呕吐物可呈胆汁性，同时腹泻频繁，多为黄色稀便和水样便。侵袭性细菌如沙门菌属、副溶血性弧菌引起的食物中毒可有发热、腹部阵发性绞痛和黏液血便。鼠伤寒沙门菌食物中毒便有腥臭味。肠出血性大肠杆菌和副溶血性弧菌食物中毒部分病例大便呈血水样。腹泻严重者可导致脱水、酸中毒，甚至休克。病程多在 1～3 日内。

3. 实验室检查：对可疑食物、患者呕吐物及粪便进行细菌培养，检出同一致病菌可确诊。

【处　　理】

需立即电话通知所属的疾病预防控制中心，立即进行大便细菌培养连续3次，根据病人情况给予对症和抗菌治疗。

1. 对症治疗

（1）吐泻严重不能进食者需静脉补液，同时给予甲氧氯普胺10mg静脉小壶或维生素B_6 100mg静脉滴注，缓解恶心、呕吐。

（2）腹痛剧烈者，予654－2 10mg或阿托品0.5mg肌注。

（3）高热者予物理降温或药物降温。

（4）纠正水、电解质紊乱及酸中毒。

（5）休克者须抗休克治疗。

2. 抗菌治疗：通常不用抗菌药物，通过对症疗法即可治愈。病情较重考虑侵袭性细菌引起的食物中毒，应及时选用抗菌药物，如喹诺酮类、庆大霉素或第三代头孢菌素等（参见急性细菌性痢疾的治疗）。金黄色葡萄球菌食物中毒严重病例可予万古霉素成人0.2g，每天4次口服，疗程3～5日，用药期间注意监测耳和肾毒性。

六、病毒感染性腹泻

又称病毒性肠炎或胃肠炎，发病率较高，占胃肠炎病例的30％～40％。可由多种病毒引起，其中最常见的是轮状病毒胃肠炎，其他病毒有腺病毒、诺如病毒、星状病毒、柯萨奇病毒、冠状病毒等。其主要临床表现是呕吐、腹泻、水样便。本处仅介绍轮状病毒胃肠炎。

轮状病毒胃肠炎是由轮状病毒引起的急性胃肠炎。根据轮状病毒基因结构和抗原性，感染人和动物的轮状病毒分为A～G 7个组。A组为普通人轮状病毒，主要引起婴幼儿腹泻，还有许多感染动物的也属于A组，人类主要感染此组病毒；B组为成人腹泻轮状病毒，此组还包括部分动物轮状病毒；其他组病毒主要感染动物。成人腹泻轮状病毒和婴幼儿轮状病毒形态上基本一致，但病毒抗原性及临床表现均有差异。

轮状病毒感染患者和隐性感染者是主要的传染源。经粪-口途径传播，亦有通过水源污染或呼吸道传播的可能。成人轮状病毒胃肠炎常呈水型暴发流行，也可通过生活接触传播。成人轮状病毒普遍易感，但主要以 20～40 岁人群最多。成人轮状病毒腹泻仅限于中国内地流行，全年均可发病，但 4 至 7 月易暴发流行。婴幼儿轮状病毒主要侵犯婴幼儿，以 6 个月～2 岁的婴幼儿发病率最高。婴幼儿轮状病毒广泛存在于世界各地，发病率甚高，可散发亦可流行；发病有明显的季节性，好发季节为 10 月至第二年 4 月。

轮状病毒主要侵犯小肠绒毛上皮细胞，影响小肠的吸收功能而引起腹泻。

【临床表现】

1. 婴幼儿轮状病毒胃肠炎：潜伏期 1～3 日，6～24 个月龄小儿症状重，较大的儿童症状轻或亚临床感染。起病急，先吐后泻，大便为水样或黄绿色稀便，每日数次到数十次不等，可引起脱水、电解质紊乱，甚至休克，不发热或有低热，无腹痛及里急后重。部分患儿在出现消化道症状前常有上呼吸道感染症状。本病为自限性疾病，病程约 1 周左右。

2. 成人轮状病毒胃肠炎：潜伏期 2～3 日，起病急，以腹痛、腹胀、腹泻为主要表现，排黄水样或米汤样便，可伴有恶心、呕吐，多无发热或仅有低热。一般病程 3～6 日。

【实验室检查】

便常规镜检常无红、白细胞。

诊断主要依靠流行病学资料和临床表现。

【鉴别诊断】

与细菌、寄生虫引起的腹泻可通过临床表现及便培养来加以鉴别；与其他病毒如腺病毒、诺如病毒、星状病毒等引起的腹泻，临床表现不易区分，从粪便标本中检测病毒的特异性抗原或血清的特异性抗体可能为有效的鉴别方法。

【治　疗】

本病为自限性，无需抗病毒药物，主要是对症和支持治疗。泻吐较重者需静脉补液，同时注意纠正电解质紊乱。

七、寄生虫性腹泻

寄生虫是引起腹泻常见的病原之一。能引起腹泻的寄生虫约有50余种，以腹泻为主要临床表现的寄生虫有溶组织内阿米巴原虫、日本血吸虫、贾第鞭毛虫、毛滴虫、隐孢子虫、结肠小袋纤毛虫、肉孢子虫、粪类圆线虫、旋毛虫等。主要侵犯结肠引起结肠炎，亦可侵及小肠。临床可表现为急性和慢性腹泻，稀水便、黏液便、血便和脓便，伴有腹痛，可有恶心、呕吐和食欲不振等消化道症状。少数寄生虫如血吸虫可引起发热和全身中毒症状。不同寄生虫感染，临床表现不同，现将常见的两个寄生虫感染分述如下。

Ⅰ. 阿米巴痢疾

阿米巴痢疾是溶组织内阿米巴原虫所致的肠道感染，主要病变部位在近端结肠和盲肠。

【临床表现】

临床表现轻重悬殊，典型表现为黏液血便呈果酱样，每日10余次，便量大，粪质多，有腥臭味，伴有腹胀和轻中度腹痛，无里急后重。多不伴有发热及全身中毒症状，查体：右下腹有压痛。

【实验室检查】

外周血白细胞一般正常；粪便呈暗红色果酱状，便常规镜检可见大量红细胞、少量白细胞及夏科-雷登结晶，检出溶组织内阿米巴滋养体可确诊。

【治　　疗】

1. 病原治疗首选甲硝唑口服 0.4g，每日 3 次，10 日为一个疗程。亦可选替硝唑，成人 2g，每日 1 次，连服 5 日；严重病人可静脉滴注，首剂 15mg/kg，继之 7.5mg/kg，每日 2 次。

2. 对症治疗。

Ⅱ. 隐孢子虫肠炎

隐孢子虫肠炎是由隐孢子虫引起的小肠结肠炎，人吞食卵囊而感染，免疫力低下人群和儿童易感。

【临床表现】

临床多表现为水泻，每日 10 次以下，可伴有恶心、呕吐，发热、腹痛不明显，可有低热、轻微腹痛。免疫功能低下人群感染症状常较重，可表现为霍乱样水泻，易引起水、电解质紊乱及休克。

【实验室检查】

外周血白细胞一般正常，便常规镜检常无红、白细胞。确诊依靠粪便中的卵囊检查。

【治　　疗】

1. 病原治疗尚缺乏可靠有效治疗药物。

2. 支持、对症处理。

（侯凤琴）

第四部分　中枢神经系统感染

概　述

中枢神经系统（CNS）感染是由各种病原体引起的中枢神经系统的炎症。其主要临床表现是起病急、高热及中枢神经系统的炎症，可表现为脑膜炎、脑炎或脑膜脑炎。脑膜炎主要表现为头痛、频繁呕吐、颈抵抗以及克氏、布氏征阳性等脑膜刺激征；脑炎则为脑实质损害的表现，为剧烈头痛、抽搐及程度不等的意识障碍等；脑膜脑炎则同时或先后出现脑膜炎及脑实质损害的表现。各种中枢神经系统感染的急性期均伴有脑水肿及颅内压升高，严重者可出现脑疝；脑水肿主要表现是剧烈头痛，意识障碍进行性加重，频繁抽搐，血压高，心率缓慢，呼吸障碍及眼征(落日样眼征，瞳孔忽大忽小，甚至一大一小，眼底静脉迂曲等)。严重脑水肿可发生脑疝（主要是天幕裂孔疝、枕骨大孔疝)，可导致呼吸、循环衰竭致死。引起中枢神经系统感染的病原体有细菌、病毒、真菌、螺旋体及原虫等，最常见的是细菌和病毒。细菌有脑膜炎奈瑟菌、肺炎链球菌、流感嗜血杆菌、金黄色葡萄球菌、铜绿假单胞菌、结核菌、布氏杆菌、炭疽杆菌、鼠疫杆菌等，其中最常见的是前 3 个，即脑膜炎奈瑟菌、肺炎球菌、流感嗜血杆菌；上述细菌除结核菌外，均引起化脓性脑膜炎。病毒包括乙型脑炎病毒、多种肠道病毒、疱疹病毒、流行性腮腺炎病毒、汉坦病毒等。真菌性脑膜炎临床最常见的是新生隐球菌脑膜炎。不同的病原体引起的临床表现可相似。

细菌性中枢神经系统感染绝大多数表现为脑膜炎；病毒性中枢神经系统感染既可表现为脑膜炎，也可表现为脑炎、脊髓炎或脑膜脑炎。需要强调的是，脑脊液（CSF）检查对CNS感染的诊断和鉴别诊断非常重要。只要考虑有CNS感染的可能，必须尽快腰穿行CSF常规、生化和病原学检查。其中病原学诊断是确诊的依据，只有明确了病原体，才能确诊并予以有效的特效治疗。

正常脑脊液及化脓性、病毒性和结核（真菌）性改变的比较见表5。

需要说明的是，病毒性脑膜炎在病程第1～3天，CSF中白细胞分类可以是多核细胞占多数；化脓性脑膜炎早期，CSF中白细胞数亦可不超过500×10^{6}/L；另外经过治疗者，CSF表现可不典型；细菌性脑膜炎发病最初几小时，CSF尚未出现明显变化，而细菌培养可阳性。结核性（包括真菌性）和病毒性脑膜炎，CSF均为非化脓性变化，外观、白细胞数及其分类相同，但前者压力和蛋白质更高，糖和氯化物降低（一定要注意当时血糖和血氯化物的情况，以除外检测误差）。

病原学诊断

1. 细菌检查：如怀疑为细菌性中枢神经系统感染，细菌涂片及培养一定要同时进行。

（1）涂片：最快获得结果。取CSF标本涂片，行革兰染色（查脑膜炎球菌、肺炎球菌等）、抗酸染色（查结核杆菌）、墨汁染色（查新生隐球菌）。流行性脑脊髓膜炎病人亦可从淤点、淤斑处取材。但结果仅有细菌形态、染色特点，故必须同时做细菌培养。

（2）培养：取血和CSF等标本进行细菌培养及细菌经过鉴定可明确细菌群、型，同时可进行药敏试验，从而指导有效的治疗。争取早做，以提高阳性率。缺点是出结果较慢，需数天。

表 5　脑脊液检查鉴别表

项　目	正　常	化脓性	病毒性	结核（真菌）性
压力（mmH_2O）	70～180	明显升高	升高	明显升高
外观	无色透明	混浊，米汤样	无色透明	毛玻璃样
白细胞（$\times 10^6$/L）	0～8	明显升高，多数大于 1000	升高，多数小于 500	升高，多数小于 500
白细胞分类	多为单核细胞	多核细胞占 90%以上	单核细胞占多数	单核细胞占多数
蛋白质（g/L）	0. 15～0. 45	明显增多	轻度增多	明显增多
糖（mmol/L）	2. 5～4. 5	明显减少	正常	减少
氯化物（mmol/L）	111～128	明显减少	正常	减少

（3）细菌核酸检查：如结核性脑膜炎，CSF 检查细菌阳性率低，可用 PCR 法检测 CSF 中结核杆菌的核酸，但检查方法欠稳定。

2. 原虫检查：如脑型疟疾血涂片染色查疟原虫。

（蔺小红）

常见的属于传染病的中枢神经系统感染性疾病的诊治

一、流行性乙型脑炎

流行性乙型脑炎简称乙脑，又称日本乙型脑炎，是乙型脑炎病毒引起的急性传染病，其主要病变是脑实质的炎症。本病经蚊虫传播，主要分布在亚洲，我国在夏秋季流行，儿童多见。临床特征为高热、头痛、呕吐、意识障碍、抽搐、病理反射，可有脑膜刺激征。重者出现中枢性呼吸衰竭，病死率高达 20%～50%，存活者可有后遗症。

【诊断要点】

1. 流行病学史：在我国乙脑呈季节性流行，病例集中在 7、8、9 月（因为夏秋季的温度、湿度适宜蚊的孳生活动）。在流行区，儿童患者多（因为 80%的成人隐性感染后血清中和抗体阳性且免疫力持久），来自非疫区的成年人发病率高，老年人因免疫力及血-脑屏障低下亦易发病。居住在疫区或近 1 个月内去过疫区，有蚊叮咬史。

2. 临床表现：潜伏期一般 7～14 日（4～21 日）。

（1）典型病人分 3 期：

1）初期：病程第 1～3 日，为病毒血症期。起病急，高热、头痛、恶心、呕吐。儿童可出现上呼吸道感染症状。

2）极期：病程第4～7日，脑实质损害期。高热，程度不等的意识障碍，可有抽搐、呼吸衰竭。有明显的脑水肿，脑水肿严重时可引起脑疝（天幕裂孔疝、枕骨大孔疝）。可有病理反射及脑膜刺激征阳性。另外，因病变部位不同，还可出现相应的临床表现，如下丘脑存在体温调节中枢，所以下丘脑病变可引起中枢性过高热；还可出现失语、吞咽困难、肢体瘫痪或麻痹等。本期最严重的3个临床表现是高热、抽搐及呼吸衰竭，呼吸衰竭是最常见的死亡原因。

3）恢复期：病程第2～4周。体温下降，症状、体征好转。意识障碍、失语、吞咽困难、肢体痉挛或麻痹恢复的时间较长，如果超过半年仍未恢复，称之为后遗症。

（2）临床分型：按其临床表现严重程度的不同区分，不同临床类型的预后不同。

1）轻型：体温38～39℃，嗜睡，1周内恢复。

2）普通型：体温39～40℃，浅昏迷，偶抽搐，预后好。

3）重型：体温40℃以上，昏迷，频发抽搐，少数有后遗症。

4）极重型：体温40℃以上，深度昏迷，持续抽搐及呼吸衰竭，多数死亡，少数幸存者有后遗症。

（3）并发症

1）继发感染：最常见的是支气管肺炎。病原包括细菌、真菌等。

2）消化道出血：原因为应激性溃疡，表现为呕血、便血。

3）ARDS：表现为呼吸困难，缺氧，PaO_2 及 SaO_2 下降。

3. 实验室检查

（1）血常规：白细胞升高达（10～20）$\times 10^9$/L，中

性粒细胞占80%以上。

（2）脑脊液检查：压力升高，外观透明，白细胞（50～500）$\times 10^6$/L，分类早期以多核细胞为主，3日后以单核细胞为主，蛋白质轻度升高，糖和氯化物正常。

（3）血清学检查：最常用的为检测特异性IgM抗体，在病程第2、3天即呈阳性，可早期诊断。若特异性IgG抗体呈阳性，需双份血清效价升高≥4倍才有诊断意义。

【诊断思路】

急性起病，高热，伴剧烈头痛、程度不等的意识障碍，应怀疑为中枢神经系统感染，应尽快行腰穿脑脊液检查，如脑脊液检查结果为压力升高，外观无色透明，白细胞轻度升高，以单核细胞为主，蛋白质轻度升高，糖、氯化物正常，则诊断应考虑为病毒性脑炎；如在夏秋季发病，有蚊虫叮咬史，当地有乙脑发生或流行，应高度怀疑为乙脑，检测乙脑特异性IgM抗体阳性可确诊。

【鉴别诊断】

1. 其他病毒性脑膜炎、脑炎：临床表现相似，确诊有赖于血清学检查。

（1）肠道病毒性脑膜炎：如脊髓灰质炎病毒、柯萨奇病毒、埃可病毒、新型肠道病毒等感染均可引起脑膜炎，亦在夏秋季多发，病情轻，预后好。依据脑脊液特异性IgM抗体鉴别。

（2）单纯疱疹病毒脑炎：病理特点为脑实质出血、坏死。病情重、病死率高。发病无季节性。典型病例脑脊液检查红细胞多。若患者同时有单纯疱疹，有助于鉴别。脑脊液抗HSV-IgM阳性可确诊。

（3）腮腺炎病毒脑膜炎：有流行性腮腺炎表现，病情轻，预后好，鉴别依据特异性抗体。

2. 中毒型菌痢（脑型）：儿童多见，夏秋季多发，起病更急，发病24小时内出现高热、意识障碍、抽搐，伴或不伴中毒性休克，无脑膜刺激征。脑脊液检查除压力升高外其他（一）。肛拭或生理盐水灌肠粪便镜检可见多数白细胞。粪培养痢疾杆菌阳性。

3. 钩端螺旋体病（脑膜脑炎型）：夏秋季多发，脑脊液改变与病毒性中枢神经系统感染时类似。有钩端螺旋体病疫水接触史。脑症状出现晚（第 3 病日后）。钩端螺旋体显凝试验阳性。

4. 结核性脑膜炎：有结核病史或与结核病人有密切接触史。起病缓慢，脑膜刺激征明显，严重者可表现为脑炎型。外周血白细胞不高。脑脊液检查压力明显升高，外观呈毛玻璃状，白细胞（50～500）$\times 10^6$/L，以单核细胞为主，蛋白质明显升高，糖和氯化物下降。抗酸染色结核菌阳性；脑脊液检查腺苷脱氨酶（ADA）升高，大于 14。

5. 化脓性脑膜炎：早期患者或经不规则治疗者，脑脊液不典型。应尽早做脑脊液细菌涂片及培养，并隔 1～2 日后复查脑脊液。

6. 真菌性脑膜炎：真菌性脑膜炎常由新生隐球菌引起，多见于免疫功能低下者，特别是应用免疫抑制剂治疗的病人。临床表现与结核性脑膜炎相似，但发病及病情进展更缓慢，发热、头痛缓慢加重。有些患者脑内可形成肉芽肿，出现占位表现。脑脊液变化与结核性脑膜炎相同。确诊依靠脑脊液涂片和培养找到病原体。

【处　理】

按乙类传染病报告传染病疫卡。

无特效抗病毒药物。综合治疗，防治高热、抽搐、呼吸衰竭和继发感染是降低病死率的关键。

1. 一般治疗：密切观察血压、呼吸、体温、意识、瞳孔、肌张力变化。保证营养，维持水、电解质、酸碱平衡，液体入量不宜过多，液体 1500～2000ml/d。昏迷者鼻饲流食，定时翻身、拍背、吸痰以保持呼吸道通畅。保持口腔、皮肤清洁，防止继发感染。

2. 对症治疗

（1）高热：降温使体温降至38℃左右，以物理降温为主，病室安装空调，以降低室温；用冰枕、冰帽，在腋下、腹股沟、颈部等大血管通过处用冰袋冷敷；酒精擦浴；冷盐水灌肠等。也可用退热药物，如吲哚美辛栓剂肛门塞入，要防止大量出汗引起虚脱。高热伴频繁抽搐者，予亚冬眠疗法：氯丙嗪、异丙嗪各0.5～1mg/kg肌注或静注每4～6小时一次，可降温、镇静、止痉，但因可抑制呼吸、咳嗽，使呼吸道分泌物不易排出，所以不宜久用（一般用3～5日），用药期间要注意呼吸道通畅。

（2）惊厥或抽搐：引起惊厥的原因包括高热、脑水肿和呼吸道阻塞等，针对病因对症处理，可防止或减少惊厥的发生。有关高热的处理参考上文。

1）脑水肿引起的颅压升高者主要是脱水、降颅压，予①20%甘露醇1～2g/kg静脉滴注，在20～30分钟内输完，根据病情每4～6小时一次，在间隔期间可给50%葡萄糖60ml或呋塞米20mg静脉注射。②肾上腺皮质激素能降低血管通透性，纠正细胞内水肿，可短期予地塞米松10～20mg/d，静脉注射。

2）呼吸道痰阻导致缺氧亦可引起抽搐，要注意吸痰，保持呼吸道通畅，吸氧，保证氧充分交换及供给，必要时行气管切开。

3）常用的治疗惊厥的镇静止痉药有：①地西泮，成人10～20mg缓慢静脉注射（过快，可引起呼吸抑制），每2～4小时重复一次。对惊厥持续状态患者，可5%葡萄糖500ml加入地西泮50mg静脉滴注（≤100mg/24h）。②10%水合氯醛15～20ml鼻饲或灌肠。③苯巴比妥0.1～0.2g肌内注射，每6～8小时重复一次。④异戊巴比妥0.2～0.5g加入葡萄糖20ml中缓慢静推，一旦抽搐停止须立即停止注射。此药止痉作用快而强，但可抑制呼吸中枢，要慎用，持续抽搐，用其他镇静止痉药无效时用。⑤亚冬眠疗法：同上文。

(3) 呼吸衰竭：呼吸衰竭是导致死亡最重要的原因，针对常见原因积极采取措施，及时防治非常重要。

1）对抽搐者，要镇静止痉。

2）对脑水肿，颅压升高者，要脱水、降颅压。

3）祛痰、保持呼吸道通畅很重要。肺部感染、排痰不畅、痰液潴留；影响通气功能，为周围性呼吸衰竭的主要原因，故要保持呼吸道通畅，及时吸痰，定时（2～4小时）翻身拍背，助咳排痰。痰液黏稠者，可α-糜蛋白酶5mg或盐酸氨溴索（沐舒坦）加入生理盐水20ml中雾化吸入，以降低痰黏度，稀释痰液。有支气管痉挛者，解痉可用氨茶碱0.25g加入5%葡萄糖液20ml中缓慢静脉注射（10分钟）；亦可用β_2肾上腺素受体激动剂，如沙丁胺醇（舒喘灵）气雾剂或吸入剂。

4）有呼吸表浅、严重节律异常等中枢性呼吸衰竭表现时，可用呼吸兴奋剂：洛贝林（山梗菜碱）3～6mg静脉注射，亦可用尼可刹米（可拉明）0.375g静脉注射。东莨菪碱有镇静，兴奋呼吸中枢，抑制口腔、呼吸道分泌物，扩张血管，改善微循环及减轻脑水肿的作用，可给0.3～0.5mg静脉注射，30分钟后重复使用。

5）对深昏迷、咳嗽反射消失、呼吸肌麻痹及中枢性呼吸衰竭病人，经常规治疗仍然缺氧明显者，痰液潴留无法清除时应及时行气管插管或气管切开，以保持呼吸道通畅并行机械通气，应用人工呼吸机治疗。

(4) 防治继发感染：做好口腔护理，保持皮肤清洁。时刻注意感染的发生，一旦发现感染，必须立即应用抗生素，并依据细菌药物敏感试验结果调整抗生素。应用免疫调节剂，如胸腺素等对防治继发感染有益。

3. 恢复期的治疗：恢复期要加强支持，改善营养状况，促进全身功能恢复，减少后遗症。针对智力减退、失语、吞咽困难、肢体瘫痪等功能障碍，可进行相应的训练，推拿、按摩、针灸、理疗等有一定疗效。

（蔺小红）

二、流行性脑脊髓膜炎

流行性脑脊髓膜炎简称流脑，是由脑膜炎双球菌引起的急性呼吸道传染病。全年均可发病，冬春季多发，青少年尤其儿童高发。主要临床表现为突起高热、头痛、呕吐、皮肤黏膜淤点和/或淤斑及脑膜刺激征阳性，脑脊液呈化脓样改变。暴发型表现为休克型、脑膜脑炎型及混合型，病死率高。

【诊断要点】

1. 流行病学史：多见于冬春季，多为 15 岁以下的儿童。居住地有流脑发生流行，或近日去过疫区，周围有流脑病人。

2. 临床表现

潜伏期多为 2～3 日。临床表现复杂多样，轻重不一，可分为以下 4 型：

（1）普通型：较多见，按其病理发展经过分为 3 期，3 期常有重叠。

1）上呼吸道感染期：非特异性类似感冒样症状，有的病人可无明显此期表现。

2）败血症期：突起高热，伴头痛、呕吐、全身酸痛、神情淡漠等全身毒血症症状；主要特征是皮肤黏膜出现淤点或淤斑；1～2 日内进入脑膜炎期。

3）脑膜炎期：高热及毒血症症状持续，全身仍有淤点、淤斑，中枢神经系统症状加重，剧烈头痛、频繁呕吐、狂躁或惊厥；脑膜刺激征阳性。

（2）暴发型：起病急骤，病情凶险，据临床特点的不同可分为3型：

1）休克型：主要特征为败血症，高热、寒战或体温不升，严重的毒血症，皮肤大片淤斑及循环衰竭，脑膜刺激征大多阙如，且常有DIC。

2）脑膜脑炎型：除高热、寒战、毒血症症状外，迅速出现脑实质损害表现，严重脑水肿，部分病人发展为脑疝、呼吸循环衰竭。

3）混合型：同时或先后出现上述两型的表现，病情极为严重。

（3）轻型：可表现为低热及轻微上呼吸道感染症状，仔细体检可发现少数皮肤黏膜淤点，因暂时菌血症造成，脑脊液多正常，咽拭子可培养出脑膜炎双球菌。

（4）慢性败血症型：少见，多为成人，病程迁延，以间歇性发热、皮疹或淤点、多发性关节痛为特征，反复多次血培养可查到病原菌。

3. 实验室检查

（1）血象：白细胞总数及中性粒细胞明显增高；并发DIC者血小板呈进行性减少。

（2）脑脊液：压力明显增高，外观混浊或脓样，白细胞总数显著增高＞1000×10^6/L，多核细胞＞90％以上；蛋白质显著增高，糖及氯化物明显降低。

（3）细菌学检查

1）涂片：脑脊液离心沉淀或皮肤淤点涂片染色检查细菌。

2）细菌培养：治疗前行脑脊液、血培养及药物敏感试验，培养出脑膜炎双球菌是本病的确诊依据。

（4）血清学检查：临床诊断不常用。

1）特异性抗原检测：用特异性抗体检测血、脑脊液中脑膜炎双球菌特异性抗原，可早期快速诊断。常用对流免疫电泳和酶联免疫吸附法。

2）特异性抗体检测：取患者早期和恢复期血清检测特异性抗体，病程中升高 4 倍有诊断价值。常用间接血凝、间接免疫荧光和酶联免疫吸附法。

【诊断思路】

有突起高热，伴全身毒血症症状及剧烈头痛、频繁呕吐者，尤其冬春季或青少年发病者，应多考虑中枢神经系统感染，仔细体检如有皮肤黏膜淤点和/或淤斑及脑膜刺激征，应考虑为流脑。及时进行血常规及脑脊液检查，血白细胞及中性粒细胞明显升高；脑脊液检查呈化脓性改变，可肯定为化脓性脑膜炎；并进行细菌涂片及培养检查，培养出脑膜炎双球菌可确诊为流脑。严重病人表现为高热、寒战或体温不升，皮肤大片淤斑，并迅速出现休克，脑膜刺激征阙如；或迅速出现脑实质损害表现；或上述表现同时或先后出现，则为暴发型（休克型、脑膜脑炎型或混合型），病情更严重，病死率高。

【鉴别诊断】

1. 首先要和其他化脓性脑膜炎鉴别：化脓性脑膜炎简称化脑，是由多种细菌所致的化脓性脑膜炎症，亦是一类严重的急性感染性疾病。常见病原菌为金黄色葡萄球菌、溶血性链球菌及大肠杆菌等，以脑膜炎双球菌、肺炎球菌、流感杆菌最常见。临床特点与流脑相似，有高热、头痛、呕吐，不同程度的意识障碍及脑膜刺激征；脑脊液呈化脓性改变，涂片或培养细菌阳性。最大的区别是大多数流脑病人有皮肤黏膜的淤点、淤斑；肺炎球菌脑膜炎多继发于中耳炎、肺炎或颅脑外伤；流感杆菌脑膜炎以幼儿多发。除各病临床特点的不同外，主要依靠病原学检查进行鉴别，故发现化脓性脑脊液，一定要送检脑脊液涂片找细菌及细菌培养。

2. 败血症休克型应和其他病原体引起的败血症鉴别，包括各种细菌引起的败血症及汉坦病毒引起的肾综合征出血热的低血压休克期等。败血症多有其原发化脓性病灶，肾综合征出血热有鼠接触史，发热、充血出血、肾损害三主症及发热期、低血压休克期、少尿期、多尿期和恢复期5期经过。依据培养出不同病原菌或汉坦病毒特异性抗体可确诊。

3. 结核性脑膜炎：发病无季节性，起病缓慢，多有结核病史或结核接触史。临床表现以脑膜刺激征明显，意识障碍较轻且出现较迟，皮肤黏膜无淤点、淤斑。外周血白细胞正常或稍降低。脑脊液压力明显升高，外观多呈毛玻璃样，白细胞数增高，分类以单核细胞为主，蛋白质增高，糖及氯化物明显降低，找到抗酸杆菌即可确诊。寻找结核病灶或做结核菌素试验有助于诊断。

4. 真菌性脑膜炎：临床表现与结核性脑膜炎相似，但其病情进展更缓慢，多继发于免疫功能低下者。临床以颅内高压症如头痛、呕吐等和脑膜刺激征阳性为主要表现。脑脊液白细胞总数增高$<500\times10^6/L$，分类以单核细胞为主，蛋白质增高，糖及氯化物降低，沉淀涂片墨汁染色可检出隐球菌，真菌培养阳性。

5. 病毒性脑膜炎：除流行性乙型脑炎外，多无季节性及年龄限制，多呈散发。外周血白细胞除乙脑和森林脑炎外，多在正常范围内。脑脊液白细胞总数$<500\times10^6/L$，分类单核细胞增高，蛋白质正常或轻度增高，糖及氯化物正常，涂片及细胞培养阴性，脑脊液检出其特异性IgM抗体有助于确诊。

【处　理】

疑似或确诊病例均应填写传染病疫卡报告。急性期应收入院进行隔离治疗。

1. 一般治疗及护理：按呼吸道传染病隔离，急性期尤其严重病人应进行监护。

2. 病原治疗

（1）首选大剂量青霉素：每日 1200 万 U（儿童每千克体重 20 万～40 万 U），加入 5%葡萄糖稀释后分3～4次静滴，应用前先进行皮试。有过敏史者禁用。如青霉素过敏者可选用以下药物。

（2）氯霉素：成人每日 2g，小儿每日 50mg/kg，分 4 次口服或静滴，需注意其骨髓抑制副作用。

（3）不能应用上述药物者，可选用头孢噻肟等第三代头孢类抗生素。

3. 对症治疗

（1）急性期有颅内压升高者，应用 20%甘露醇 1～2g/kg 体重快速静点或静脉推注，每 4～6 小时一次。

（2）高热、头痛用物理降温或给予解热镇痛剂。

（3）烦躁不安或惊厥：可肌注苯巴比妥 0.2g 或地西泮 10mg，口服 10%水合氯醛成人 15～20ml，儿童 60～80mg/kg。

4. 暴发型

（1）休克型：除病原治疗外尚需进行如下治疗：

1）扩充血容量：可选用低分子右旋糖酐或生理盐水，原则上应先快后慢、先盐后糖，最初半小时快滴 500ml，总量为每日 3000ml 左右。

2）纠正酸中毒：可用 5%碳酸氢钠 5ml/kg 或 11.2%乳酸钠 3ml/kg，均可提高二氧化碳结合力 5mmol/L。

3）改善微循环：山莨菪碱（654－2）：每次 0.3～0.5mg/kg，重症休克者每次 1mg/kg，每 10～15 分钟静推 1 次，注射数次后循环改善及血压上升即可减少剂量，延长注射间隔时间。间羟胺（阿拉明）：10～20mg 加入 10%葡萄糖液 100ml 中静滴。多巴胺：10～20mg 加入 10%葡萄糖液 100ml 中静滴，也可按 1∶1 或 1∶2 与间羟胺混合静滴。

4）休克伴心衰：可用毛花苷 C 0.08mg 或毒毛花苷 0.25mg 加入 50%葡萄糖注射液 20ml 中慢注。

5）抗凝治疗：凡出血情况严重、血小板减少、疑有 DIC 者，应检测诊断 DIC 的指标，如确诊 DIC，可予肝素每次 0.5mg/kg，首次加在 10%葡萄糖液 20ml 中静推，以后每 4～6 小时静滴一次。开始应用肝素后即应输新鲜血液、血浆或凝血酶原复合物，在用药过程中应作凝血时间监测。

6）肾上腺皮质激素：用于严重毒血症、大量淤斑、休克及脑膜脑炎型患者，可选用可的松 200～400mg 或地塞米松每日 10～20mg 静滴，待休克纠正后即可停药，疗程不超过 3 日。

（2）脑膜脑炎型：除病原治疗外尚需：

1）降低颅内压：可用 20%甘露醇或 25%山梨醇，每次 1～2g/kg，每隔 4～6 小时一次快速静推或静滴，两次间隔期可用 50%葡萄糖 60～80ml 静注。

2）脑水肿明显时，可予地塞米松每日 10～20mg 分次静注。

3）呼吸衰竭：可用洛贝林，成人每次 3～10mg，每日总量 50mg，皮下或肌注，每次极量 20mg；也可静滴成人每次 3mg，每日总量 20mg，极量每次 6mg；小儿每次 1～3mg，皮下或肌注，亦可每次 0.3～3mg，静脉缓慢给药。也可选用回苏林等其他中枢神经兴奋剂。如严重缺氧不能纠正，需行气管插管或气管切开，给氧，应用人工呼吸机治疗。

（万　华）

第五部分　其他传染病

一、艾滋病

即获得性免疫缺陷综合征（AIDS），是由人类免疫缺陷病毒（HIV）引起的一种严重传染病。HIV 有 1、2 两型，均可引起艾滋病，除非洲部分国家常见 HIV－2 外，其他国家地区均以 HIV－1 为主。病毒特异性地侵犯 $CD4^{+}$ T 淋巴细胞（CD4 细胞），造成机体细胞免疫受损。临床表现分为急性期、无症状期，继续发展进入艾滋病期，并发各种严重机会性感染和恶性肿瘤，病死率极高。

【诊断要点】

1. 流行病学史：本病高危人群即有不洁性生活史、HIV/AIDS（HIV 为 HIV 感染者，AIDS 为艾滋病病人）患者的配偶、静脉毒瘾者、血友病患者及多次输血者；发病年龄主要为青壮年。

2. 临床表现：HIV 感染人体后分为 3 期。

（1）急性期：部分病人可有发热、出汗、咽痛、头痛、恶心、厌食、全身不适及关节、肌肉痛等症状，可伴有红斑样皮疹、腹泻及全身淋巴结肿大；化验：血小板减少。此时血液中可检出 HIV RNA 及 P24 抗原。一般症状持续 3～14 日后自然消失。

（2）无症状期：可由原发 HIV 感染或急性期症状消失后延伸而来，临床上没有任何症状。但血中能检出 HIV RNA 及抗 HIV 阳性。此阶段可持续 2～10 年或更长。

（3）艾滋病期：主要表现有：①HIV 感染相关症状：发热、乏力、全身不适、盗汗、厌食、体重下降（>10%）、慢性腹泻、全身淋巴结肿大及肝、脾肿大等。②严重免疫缺陷导致的各种机会性感染：常见单纯疱疹病毒、巨细胞病毒、肺孢子菌及结核杆菌等感染。其他包括 EB 病毒、鸟分枝杆菌、弓形虫、隐孢子虫、新生隐球菌及念珠菌等感染。③神经系统症状：头晕、头痛、恶心、呕吐，也可表现为反复发作的癫痫、进行性痴呆及下肢瘫痪等。脑脊液检查除压力升高外，蛋白质、糖、氯化物及细胞数可完全正常。④因免疫缺陷而继发肿瘤：最常见为卡波济肉瘤、非霍奇金淋巴瘤等。

3. 实验室检查：包括 HIV 抗体、病毒载量、$CD4^+$ T 细胞、P24 抗原检测等。HIV－1/2 抗体检测是 HIV 感染诊断的金标准，ELISA 连续两次阳性，再做免疫印迹法（WB）等进行确诊。病毒载量测定和 $CD4^+$ T 细胞计数是判断疾病进展、选择治疗时机、判断疗效和预后的两项重要指标。

【诊断思路】

对上述艾滋病的高危人群，出现典型临床症状：如发热，短期体重明显下降（>10%），慢性腹泻，全身淋巴结肿大，肝、脾肿大等；或严重免疫缺陷导致的各种机会性感染，应考虑到 HIV/AIDS，确诊应检测 HIV－1/2 抗体（ELISA 和免疫印迹法）。

【鉴别诊断】

本病临床表现复杂多样，易与许多疾病相混淆，主要应与传染性单核细胞增多症、结核、结缔组织疾病、肿瘤、性病淋巴结病综合征和自身免疫性疾病等相鉴别。鉴别主要依靠 HIV－1/2 检查。

【处　理】

确诊后应填写报告传染病疫卡，病人及 HIV 携带者血、排泄物和分泌物应进行消毒，AIDS 进展期病人应注意隔离。

强调综合治疗，包括抗病毒，免疫调节，控制机会性感染等。

1. 抗病毒治疗：对无症状早期 HIV 感染者，建议不用抗病毒治疗，但应给予随访及观察，积极处理各种并发症。抗病毒治疗必须在 AIDS 专科医师指导观察下进行。

（1）必须联合用药，应采用高效联合抗逆转录病毒治疗（highly active antiretroviral therapy，HAART），常用三联或四联，如三联可选用 2 种核苷类抑制剂联合 1 种非核苷类抑制剂，或 2 种蛋白酶抑制剂联合 1 种核苷类抑制剂，或 2 种核苷类抑制剂联合 1 种蛋白酶抑制剂等。

（2）开始抗病毒治疗的指征是：①$CD4^+$ T 细胞计数 $<200/mm^3$；②$CD4^+$ T 细胞在 $200\sim350/mm^3$ 之间，但快速减少者（$CD4^+$ T 细胞计数 1 年内下降 $>30\%$）；③无论 $CD4^+$ T 细胞计数多少，只要血浆 HIV RNA $>10\ 000$ copies/ml 者；④AIDS 病人出现症状者；⑤急性 HIV 感染者。

（3）在开始进行高效联合抗逆转录病毒治疗前，如果病人存在严重的机会性感染、肿瘤，应控制感染后再开始治疗。

（4）我国目前一线推荐方案：AZT（或 d4T）＋3TC＋EFV（或 NVP）。

齐多夫定（zidovudine，AZT）：成人每次 300mg，2 次/日。

司坦夫定（stavudine，d4T）：成人体重≥60kg，每次 40mg，2 次/日；体重＜60kg，每次 30mg，2 次/日。

拉米夫定（lamivudine，3TC）：成人每次 150mg，2 次/日，或每次 300mg，1 次/日。

依非韦伦（efavirenz，EFV）：成人每次 600mg，1 次/日。

奈韦拉平（nevirapine，NVP）：成人每次 200mg，

2次/日。

（5）替代方案：如上述药物阙如，可用下列药物：

1）AZT（或d4T）+3TC+IDV

2）ddI+d4T+EFV（或NVP）

3）AZT+ddI+EFV（或NVP）

印第那韦（indinavir，IDV）：成人每次800mg，3次/日。

去羟肌苷（didanosine，ddI）：片剂成人体重≥60kg，每次200mg，2次/日；体重<60kg，每次125mg，2次/日。散剂：成人体重≥60kg，每次250mg，2次/日。

2. 免疫调节治疗：疗效尚未肯定。

3. 并发症治疗

（1）CMV感染：用更昔洛韦或阿糖腺苷治疗。

（2）肺孢子菌肺炎：用复方磺胺甲基异噁唑或喷他脒等。

（3）白色念珠菌感染：用克霉唑或氟康唑口服，或制霉菌素局部涂抹。

（4）隐孢子虫感染：用螺旋霉素。

（5）弓形虫病：用乙胺嘧啶联合磺胺嘧啶。

（6）结核杆菌感染：用链霉素、异烟肼、利福平等联合治疗。

（7）鸟分枝杆菌感染：联合用环丙沙星、阿奇霉素或克拉霉素等治疗。

（8）隐球菌脑膜炎：用二性霉素B联合5-氟胞嘧啶或氟康唑等治疗。

（徐小元）

二、狂犬病

狂犬病又称恐水症，为狂犬病病毒引起的一种人畜共患的中枢神经系统急性传染病，人多因被病兽咬伤而感染。临床表现为特有的狂躁、恐惧不安、恐风、恐水、流涎和咽肌痉挛，终至发生瘫痪而危及生命。病程一般在6日以内，超过10日者极少见，病死率几乎100%。

【诊断要点】

1. 流行病学史：有被病兽、可疑病兽或貌似正常的病毒携带兽（犬、猫、狼、獾等动物，我国多为犬）咬伤、抓伤史。

2. 临床表现：潜伏期长短不一，5日～19年以上，一般1～3个月。临床过程分前驱期、兴奋期及麻痹期。发病初在原伤口部位出现痒、麻、痛等异样感觉，有低热、全身不适、头痛、恶心，继而出现狂躁、恐惧不安、怕风恐水、流涎、咽肌痉挛及全身瘫痪，最后昏迷，循环、呼吸衰竭而死亡，整个病程3～5日。结合流行病学史即可作出临床诊断。但在疾病早期，儿童及咬伤不明确者易误诊。

因本病流行病学史明确，临床表现较明显、特异，故目前多以临床诊断为主。

3. 实验室检查

（1）血象：白细胞总数（12～30）$\times 10^9$/L，中性粒细胞多在80%以上。

（2）免疫学检查：必要时可做如下检查：

1）荧光抗体检查：取病人唾液、咽部或气管分泌物、尿沉渣、角膜印片及有神经元纤维的皮肤切片，用荧光抗体染色检查狂犬病病毒抗原。

2）酶联免疫技术：检测狂犬病病毒抗体：可供快速诊断及流行病学调查用。如病人能存活1周以上则中和试验效价可上升，曾经接种狂犬病疫苗的患者，中和抗体须超过1∶5000方可诊断为本病。

（3）病毒分离：病人唾液、脑脊液或死后脑组织混悬液可接种动物，分离病毒，经中和试验鉴定可以确诊，但阳性率较低，不是常规诊断方法。

（4）内基小体检查：从死亡病人或死亡犬的脑组织印压涂片或做病理切片，染色镜检及直接免疫荧光法检查内基小体，阳性率约70％～80％。

【诊断思路】

对有被犬、猫、狼、獾等动物咬伤、抓伤史，出现有典型的狂躁、恐惧不安、怕风恐水、流涎和咽肌痉挛及相继出现瘫痪的患者，临床诊断狂犬病不难；但本病潜伏期长短不一，有的长达数年以上，因此对有上述典型症状而无明确被动物咬伤、抓伤史的患者，亦应考虑本病的可能。

【鉴别诊断】

本病应与病毒性脑炎、脊髓灰质炎、破伤风、格林-巴利综合征、假性恐水症（癔症）、狂犬病疫苗接种后脑脊髓炎、神经官能症等疾病相鉴别，不同的流行病学资料、临床表现及相应的病原学、血清学检查鉴别。

【处　理】

诊断明确应填写报告传染病疫卡，并收入院进行隔离治疗。

1. 一般处理：单间隔离病人，避光、避声及避免不必要的刺激。医护人员应戴口罩和手套，以防感染。病人的分泌物和排泄物须严格消毒。

2. 加强监护：患者常可因气体交换障碍、肺部继发感染、心肌损害等导致循环、呼吸衰竭而死亡，故必须对呼吸、循环系统及其并发症加强监护。

3. 支持治疗：补充热量，注意水、电解质及酸碱平衡。

4. 对症治疗：①对烦躁、痉挛的病人予镇静剂，如地西泮10mg肌注或静点，或苯巴比妥0.1g肌注；②有脑水肿时给 20%甘露醇 250ml 快速静点脱水。③必要时做气管切开，间歇正压输氧。④有心动过速、心律失常、血压升高时，应及时请内科会诊，指导治疗。

5. 狂犬病疫苗和抗狂犬病血清的应用：①一般咬伤患者于 0、3、7、14、30 天各肌内注射 2ml 狂犬病疫苗。②严重咬伤（头、面、颈、手指和多部位咬伤）或深度咬伤（大量出血、功能障碍或肌皮咬伤），除按上述程序注射疫苗外，还应在使用疫苗的当天或前一天（咬后 8 小时内）注射马抗狂犬病血清，剂量 40IU/kg 体重（严重酌情增加至 100IU），50%在受伤部位浸润注射，其余进行肌内注射，1～2 日内分数次注完。血清使用前须做过敏试验，阳性者采用脱敏疗法。为避免血清对疫苗作用的干扰，应在第 5 针疫苗接种先后，再加强 2 针疫苗。

6. 伤口处理：立即用 20%肥皂水或 0.1%苯扎溴铵（新洁尔灭）（不可合用）彻底冲洗伤口半小时，然后用 75%酒精或 2.5%～5%碘酒涂擦 2～3 次；深部伤口可用浓硝酸烧灼，伤口不宜缝合或包扎。

（陆海英）

三、炭疽

炭疽是炭疽杆菌引起的人畜共患急性传染病，牛、羊、猪、犬等家畜极易受染，人因接触病畜、食用病畜肉或从外周污染环境吸入而感染。临床表现为皮肤局部坏死及特异性焦痂（皮肤炭疽），或肺炭疽、肠炭疽，严重者可引起炭疽败血症及脑膜炎。其中皮肤炭疽最常见，经治疗多可痊愈。其他型则病情严重，病死率极高。

【诊断要点】

1. 流行病学史：患者多为农牧民或屠宰、肉类及皮毛加工工人；2 周内有接触炭疽杆菌污染的皮毛或进食过被污染的肉类或吸入污染的尘埃。

2. 临床表现：潜伏期一般为3～5日，短的仅数小时，临床分为5型。

(1) 皮肤炭疽：最多见，占炭疽病例的95%。多发生于身体外露部位，开始在皮肤破溃处为小丘疹，数日后为水泡，此后破溃成溃疡及形成黑色结痂（有重要诊断价值）；除感觉微痒外，无明显疼痛及触痛，可出现局部淋巴结肿大和压痛，同时伴有发热、头痛、肌肉痛。预后好，及时治疗多可痊愈；严重病例可发展为败血症及脑膜炎，可有严重中毒症状、感染性休克、出血、DIC。炭疽脑膜炎较少见，但病情危重，发展迅速，除脑膜炎症状和体征外，脑脊液多为血性或脓性。

(2) 肺炭疽：急性起病，开始为低热，稍后寒战、高热、咳嗽、胸痛、咯血及急性呼吸衰竭，肺部体征可不明显；常并发败血症、休克、脑膜炎。临床少见，病死率极高，经积极治疗后，病死率仍高达80%～100%。

(3) 肠炭疽：起病急，呈急性胃肠炎型或急腹症型，剧烈腹痛、腹泻，血水样便；亦可出现腹膜刺激征或腹水；常并发败血症，可因感染性休克死亡，病死率20%～75%。

(4) 炭疽败血症：多继发于肺炭疽和肠炭疽或严重皮肤炭疽，较少见。表现为高热、寒战、出血、昏迷等全身严重毒血症，重者可出现感染性休克、DIC和各脏器迁徙性炎症，如出血性肺炎、脑膜炎等。

(5) 炭疽脑膜炎：原发性的少见，多继发于其他部位的炭疽。表现为高热、寒战、剧烈头痛、频繁呕吐、神志障碍，甚至昏迷、抽搐和脑水肿，病死率高。

3. 实验室检查

(1) 白细胞总数及中性粒细胞显著增高。

(2) 细菌学检查：取病灶渗出物、分泌物、血、脑脊液进行检查，涂片可检出革兰阳性、竹节状粗大的杆菌，细菌培养出炭疽杆菌可确诊。

（3）血清学检查：用间接血凝法、补体结合法或酶联免疫吸附法检测特异性抗体，可作快速诊断。

【诊断思路】

我国炭疽病流行主要在西南、西北的广大农村、牧场，农牧民是主要受害者，屠宰、肉类及皮毛加工工人也可感染。对于临床表现为皮肤局部坏死及特异性焦痂，或以咯血为主的出血性肺炎，或剧烈腹痛、腹泻、血便等症状的患者，应考虑到炭疽的可能，仔细询问其职业和与病畜的接触史有助于本病的诊断。白细胞和中性粒细胞升高支持细菌感染；病灶渗出物、分泌物、血、脑脊液进行涂片或细菌培养检出炭疽杆菌即可确诊。

【鉴别诊断】

1. 肠炭疽应与出血性肠炎、急性细菌性痢疾等肠道疾病鉴别。主要根据流行病学和相应疾病的病原体检查鉴别。

2. 炭疽败血症需与其他细菌所致败血症鉴别；炭疽脑膜炎应与流行性脑脊髓膜炎等化脓性脑膜炎相鉴别。主要根据流行病学和相应疾病的病原或抗体鉴别。

3. 肺炭疽需与大叶性肺炎、肺鼠疫、钩端螺旋体病肺出血型等鉴别。主要依据流行病学、症状和体征、病原学检查鉴别。

4. 皮肤炭疽应与皮肤感染、蜂窝织炎、恙虫病鉴别。

【处　　理】

明确诊断后应及时填写报告传染病疫卡，肺炭疽应尽快电话报告上级防疫部门。病人应收入院进行隔离治疗。

1. 一般治疗及护理。

2. 病原治疗：首选青霉素。

（1）皮肤炭疽和轻症肠炭疽：青霉素肌内注射，每日240万～320万U，分3～4次，疗程7～10日。青霉素过敏者，四环素、氯霉素 1.5～2g，分 3～4 次静点。

(2) 其他类型炭疽：青霉素每次 300 万～600 万 U 加入 5%的葡萄糖液 200ml 内静点，每日 4 次。同时联合用庆大霉素每次 8 万 U 肌内注射，每日 3 次；或四环素、氯霉素静点。疗程 2 周以上。

3. 对症治疗：中毒症状严重者可氢化可的松 100～300mg 用液体稀释后静点；皮肤炭疽可用 1∶2000 高锰酸钾溶液湿敷，或涂 1%甲紫（龙胆紫），勿切开和挤压，以免引起感染播散。

（陆海英）

四、鼠疫

鼠疫是由鼠疫杆菌引起的自然疫源性烈性传染病，是危害人类最严重的烈性传染病之一，属国际检疫传染病，居我国法定传染病之首。啮齿类动物（特别是野鼠和家鼠）和肺鼠疫病人是本病的主要传染源。鼠蚤为传播媒介，经人的皮肤或呼吸道传入引起腺鼠疫及肺鼠疫，严重者可引起败血症。临床主要表现为高热、淋巴结肿痛、出血倾向、肺部特殊炎症等。

【诊断要点】

1. 流行病学史：当地有鼠疫（包括鼠间鼠疫）流行或发病前 10 日内到过鼠疫疫区；有鼠疫动物或病人接触史。

2. 临床表现：潜伏期，腺鼠疫一般 2～5 日，肺鼠疫数小时～3 日。常见以下表现：

(1) 腺鼠疫：最常见。起病急，畏寒、高热，除伴有头痛、皮肤黏膜出血、意识模糊等全身中毒症状外，以急性淋巴结炎为特征，腹股沟淋巴结炎最多见，其次为腋下、颈及颌下，也可几个部位淋巴结同时受累。局部淋巴结红、肿、热、痛并与周围组织粘连成块，因剧烈疼痛，病人常处于强迫体位。4～5 日后淋巴结化脓破溃而使病情缓解。

（2）肺鼠疫：可是原发性，亦可继发于腺鼠疫。起病急骤，寒战、高热，病情发展迅速，中毒症状严重，在起病 24～36 小时内出现剧烈胸痛、咳嗽、咳大量泡沫血痰或鲜红色痰，呼吸急促，并迅速呈现呼吸困难和发绀；肺部体征不多，可闻及少量散在湿啰音和胸膜摩擦音；胸部 X 线呈支气管炎表现，与病情严重程度极不一致。如抢救不及时多于 3 日内死于心力衰竭、出血及休克。

（3）败血症型鼠疫：是最凶险的一型，多继发于肺鼠疫和腺鼠疫。寒战、高热或体温不升，神志不清，谵妄或昏迷，血压下降呈感染性休克。皮肤黏膜出血、鼻出血、呕吐、便血或血尿、全身出血和 DIC，若不及时治疗多在发病后 1～3 天内死亡。因皮肤广泛出血、坏死及发绀，故死后尸体呈紫黑色，故有“黑死病”之称。

（4）其他少见类型

1）皮肤鼠疫：病菌侵入局部皮肤出现疼痛性红斑点、水泡和脓疱，表面覆有黑色痂皮，周围有暗红色浸润，基底为坚硬溃疡。

2）脑膜炎型：多继发于腺型或其他型鼠疫。除高热、寒战及全身毒血症症状外，有头痛、呕吐、颈抵抗、克氏征等脑膜刺激征，脑脊液为脓性，涂片或培养可检出鼠疫杆菌。

3）眼型：病菌侵入眼结膜，致化脓性结膜炎。

4）肠炎型：除全身中毒症状外，有腹泻及黏液血样便，并有呕吐、腹痛、里急后重，粪便可检出病原菌。

5）咽喉型：为隐性感染，无症状，但从鼻咽部可分离出鼠疫杆菌。见于预防接种者。

3. 实验室检查：其中细菌学检查是本病确诊依据，对一切可疑病人均必须做细菌学检查，对疑似鼠疫尸体，应争取尸解或穿刺取材进行细菌学检查。

（1）白细胞总数及中性粒细胞多明显升高。

（2）细菌学检查：淋巴结穿刺液、脓、痰、血、脑脊液进行检查，涂片及染色可见革兰阳性、两端浓染的短杆菌，细菌培养检出鼠疫杆菌可确诊。

（3）血清学检查：常用F1抗原检测患者或动物血清中F1抗体，双份血清抗体滴度升高4倍以上有诊断意义。F1抗体持续1～4年，故常用于流行病学调查及回顾性诊断。

【诊断思路】

鼠疫是一种病情极为凶险的烈性传染病，因此对第一例病人及时发现与确诊，对本病的控制与预防极为重要。对于有高热、淋巴结肿痛、出血倾向、肺部特殊炎症等患者，应注意询问患者当地是否曾有鼠疫（包括鼠间鼠疫）流行或有赴疫区史，是否有接触可疑动物或鼠疫病人。血白细胞和中性粒细胞升高支持细菌感染；淋巴结穿刺液、脓、痰、血、脑脊液进行涂片和细菌培养，培养出鼠疫杆菌即可确诊。

【鉴别诊断】

1. 腺鼠疫：应与下列疾病鉴别：

（1）急性淋巴结炎：此病有明显的局部感染或外伤，常有淋巴管炎，全身症状轻。

（2）丝虫病的淋巴结肿：病人生活在丝虫病疫区或近期到过疫区。本病急性期淋巴结炎与淋巴管炎常同时发生，数天后可自行消退，全身症状轻微。夜间血片检查可找到微丝蚴。

2. 败血症型鼠疫：需与其他原因所致败血症、钩端螺旋体病、肾综合征出血热、流行性脑脊髓膜炎相鉴别。主要根据流行病学、不同的临床表现和相应疾病的病原或特异性抗体检查来鉴别。

3. 肺鼠疫：需与大叶性肺炎、支原体肺炎、肺炭疽及钩端螺旋体病肺出血型等鉴别。主要依据不同的流行病学资料、临床表现及病原学或血清学检查鉴别。

4. 皮肤鼠疫：应与皮肤炭疽相鉴别。

【处　　理】

本病在我国属甲类传染病，疑似或确诊病例，均应立即于6小时（农村12小时）内电话上报归属防疫部门；按规定将病人收入院进行隔离治疗，并进行封闭、检疫及严格消毒。

1. 一般治疗及护理

（1）患者应严格隔离于传染病医院或传染病病区，病人排泄物和分泌物应用漂白粉或来苏液彻底消毒。工作人员在护理和诊治病人时应穿连衣裤的“五紧”防护服，戴口罩，穿低筒胶鞋，戴薄胶手套及防护眼镜。

（2）注意营养、热量和液体量的补给及护理工作。

2. 病原治疗：应早期、联合、足量应用敏感的抗菌药物。可选择下列两种药物进行联合治疗。

（1）链霉素：每次0.5g，每6小时1次，肌注，好转后改为每日2次，疗程一般7～10日。副作用有头晕、耳鸣及听力下降。

（2）庆大霉素：每日24万～32万U，分次稀释后静脉滴入，疗程7～10日。主要副作用为听神经及肾损害，老年人及儿童慎用。

（3）四环素：轻症者开始两日，每日2～4g，分次口服，以后每日2g；严重者宜静脉滴注，第1次0.75～1g，每日2～3g，病情好转后改为口服，疗程7～10日。副作用为胃肠道症状和皮疹。孕妇、儿童禁用，以防牙齿变色，影响美观，有时可引起牙釉质发育不全。

（4）氯霉素：0.5g每6～8小时1次，分次静脉滴入或肌注，退热后改为每日2次，疗程5～6日。主要应注意对骨髓的抑制作用，应密切观察血象变化。

（5）磺胺嘧啶：首剂 2g，以后每 4 小时 1g，与等量碳酸氢钠同服，疗程 1～7 日，出现血尿则停用。磺胺只对腺鼠疫有效。

（6）严重病例可选用第三代头孢菌素。

3. 对症治疗

（1）烦躁不安或疼痛者用镇静止痛剂，可用地西泮口服或静脉注射。

（2）注意保护心肺功能，有心力衰竭或休克者，及时强心和抗休克治疗。

（3）有 DIC 者采用肝素抗凝疗法。

（4）中毒症状严重者可适当使用肾上腺皮质激素。

（5）对腺鼠疫淋巴结肿，可用湿热敷或 0.1％的雷伏奴尔外敷或红外线照射，未化脓者勿切开和挤压，以免引起全身播散。结膜炎可用 0.25％氯霉素滴眼。

4. 保护易感者

（1）高危人群（疫区人员，尤其接触者）：应预防接种疫苗皮下注射，成人 1ml，7～14 岁 0.5ml，6 岁以下 0.3ml。

（2）个人防护：疫区工作时必须着防护服，戴口罩、帽子、手套、眼镜，穿胶鞋及隔离衣。

（3）接触患者后服四环素每日 2g，分 4 次服，共 6 日；或磺胺嘧啶每日 2g，分 4 次服；或链霉素每日 1g，分 1～2 次肌注，连续 6 日。

（陆海英）

五、囊尾蚴病

囊尾蚴病是猪绦虫的幼虫（囊尾蚴）寄生于人体所致的寄生虫病，因误食猪绦虫虫卵感染或因体内有猪绦虫寄生而自体感染。囊尾蚴主要寄生在肌肉、皮下组织、眼及中枢神经系统，以皮下组织及肌肉为多见，寄生在脑组织者称脑囊尾蚴病，最严重且多见。

【诊断要点】

1. 流行病学史：可有大便排节片史，居住于不良的卫生环境或有不良卫生习惯。

2. 临床表现：囊尾蚴病的临床表现可因囊尾蚴数目的多少及寄生的部位而异。根据囊尾蚴寄生部位的不同，囊尾蚴病主要分为以下临床类型：

(1) 皮下肌肉型：占2/3患者；感染轻时可无症状，常在偶然触摸或体检时发现；寄生数量多时，可有肌肉酸痛无力、发胀、麻木或呈假性肌肥大症等；体检：皮下可触及多个直径0.5～1cm的结节，多见于头部、躯干及大腿上端内侧。

(2) 脑型：部分病例有皮下结节史或同时合并皮下结节。根据囊尾蚴寄生部位不同而分为以下类型：

1) 脑实质型：最多见，主要表现是癫痫、颅压高及精神障碍。颅压高表现为头痛、呕吐、视物模糊及视神经乳头水肿；精神症状可有头痛、头晕、神志不清、失语、肢体麻木、局部抽搐、听力障碍及痴呆等。

2) 脑室型：占脑型的1/5，常与脑型同时存在。表现为颅压高、呕吐及发作性眩晕。

3) 软脑膜型：表现为颅压高，脑脊液检查可有蛋白质，细胞数及嗜酸性粒细胞增多。

(3) 眼型：常寄生于视网膜及玻璃体内，可有视力障碍、黑影等症状，重者可失明。囊尾蚴死亡时，可造成玻璃体混浊、视网膜脱离、视神经萎缩，并发白内障，继发青光眼等终致眼球萎缩而失明。

3. 实验室及辅助检查

(1) 血象：血白细胞轻至中度增高，嗜酸性粒细胞明显增多。

（2）免疫学检查：可做皮内试验；亦可用间接红细胞凝集试验（IHA）、酶联免疫吸附试验（ELISA）及囊尾蚴补体结合试验，检测特异性抗体或血及脑脊液的循环抗原（CAg），均有助于诊断。

（3）粪便检查：可能发现绦虫卵或节片。

（4）眼底检查有助于眼囊尾蚴病的诊断。

（5）腰穿检查：脑脊液压力、脑脊液细胞及蛋白质均可增高。

（6）病理学检查：皮下肌肉内结节做病理学检查可确诊皮下肌肉型囊尾蚴病。

（7）影像学检查：头颅CT或MRI检查颅内可见到多个散在病灶，常能明确脑囊尾蚴病的诊断。

【诊断思路】

如发现皮下结节，应询问如有猪绦虫病史，或粪便排节片史，应考虑囊尾蚴病的可能。皮下结节活体组织检查检出囊尾蚴可明确诊断。如有头痛、呕吐、视物不清或癫痫发作等精神神经症状，可通过用囊尾蚴液作抗原做皮内试验，或免疫学检查特异性抗体或抗原，或颅脑影像学检查均具有重要诊断价值。眼底检查有助于眼囊尾蚴病的诊断。

【处　　理】

一旦诊断必须住院驱虫治疗。

1. 合并有绦虫病患者，应先治疗肠道绦虫病（见肠绦虫病）。

2. 首选阿苯达唑，因此药作用缓慢，疗程较吡喹酮为长，虫体死亡后出现的副作用较轻，故成为当前治疗脑囊尾蚴病的首选药物。剂量：每日总剂量为14～20mg/kg，分2次于就餐前半小时口服，连服10日为一疗程。疗效可达98%以上。需2～3个疗程，间隔。亦可选用吡喹酮，此药可穿过囊尾蚴的囊壁，杀死蚴虫。剂量：60mg/（kg·d），分 2 次服用，治疗皮下肌肉型疗程 2 日；治疗脑型疗程 3 日，需用 2～3 个疗程。

3. 驱虫治疗注意事项

（1）各型囊尾蚴病病人均应住院驱虫治疗。

（2）驱虫治疗前必须先去眼科检查，如有眼囊尾蚴病必须先手术取出眼内囊尾蚴，而后再进行药物治疗，以免药物治疗后囊尾蚴死于眼内，引起全眼球炎而致失明。

（3）如检查为脑囊尾蚴病或合并脑囊尾蚴病，上述驱虫药尤其吡喹酮，杀虫作用迅速，虫体死亡后，囊结周围的炎症反应和水肿明显加重，颅内压明显增高，个别病例治疗后因发生脑疝而死亡。故治疗过程中应注意观察病情变化，并应先予甘露醇静点降颅内压；可同时应用肾上腺皮质激素。脑囊尾蚴病如颅压过高（$>400mmH_2O$）或有脑室及导水管系统囊尾蚴性梗阻，驱虫治疗前应先手术去除梗阻或做引流，以免驱虫治疗后发生脑疝等严重后果。

（4）不论用阿苯达唑或吡喹酮治疗脑囊尾蚴病，应于初诊服药后 10 日、半年、3 年到医院复治一疗程。

（陆海英）

六、肠绦虫病

绦虫分带绦虫、短膜壳绦虫、棘球绦虫和裂头绦虫 4 类。我国绦虫病主要是猪带绦虫或牛带绦虫，成虫寄生于人体肠道所致，因进食未煮熟的含有囊尾蚴的猪肉（米猪肉）或牛肉所引起。牛带绦虫的妊娠节片常在大便时成串被排出。猪绦虫与牛绦虫不同点在于猪绦虫卵可在人体内发育成囊尾蚴，引起囊尾蚴病。绦虫寄生于人体大多为 1 条，少数可多条，成虫在人体寿命约数年至 20 年或更久。本病以青壮年为主，农村多于城市。该病的发病与流行均与其当地的生活习惯及卫生条件有直接关系。

【诊断要点】

1. 流行病学史：有食生肉、米猪肉或不良的卫生习惯（厨房刀具、案板生熟不分）等。

2. 临床表现：病人主诉多为发现大便有白色节片或节片能从肛门爬出；多无明显症状，或有腹部不适、腹泻、便秘、消化不良、恶心、体重减轻等症状。病初时可有食欲亢进，病久则食欲下降，出现消瘦、无力、头昏等症状。猪绦虫的囊尾蚴可以在身体其他部位寄生引起囊尾蚴病。

3. 实验室检查

（1）早期患者血嗜酸性粒细胞增多。

（2）粪便检查：可检出虫卵，但检出率低。粪便可发现节片，根据其头节吸盘、顶突小钩或孕节的子宫分支情况及数目即可确诊猪或牛带绦虫病，为目前临床常用的诊断方法。

（3）免疫学检查：可检测本病特异性抗体或循环抗原，但目前检查阳性率不高，少用。

【处　　理】

注意检查如果合并囊尾蚴病必须住院治疗。绦虫病常用的驱虫药物有：

1. 吡喹酮：成人晨起空腹顿服 5～10mg/kg，服用后 2 小时服 50％的硫酸镁 60ml。本药为广谱驱虫药，主要作用于虫体颈部，使虫体表膜对钙离子通透性增加，破坏、杀死虫体。

2. 氯硝柳胺（灭绦灵）：成人 3g，儿童 1g，晨起空腹分两次（间隔 1 小时），嚼碎后吞服，服药后 2～3 小时服硫酸镁导泻。本药能抑制绦虫线粒体的氧化磷酸化作用，破坏虫体，但对虫卵无作用。因副作用小，孕妇也可服用。

3. 中医药治疗：采用槟榔及南瓜子联合疗法，槟榔对绦虫的头部及前段有麻痹作用，南瓜子主要使绦虫的中、后段节片麻痹，两者联合应用疗效更佳。服用方法为：空腹口服南瓜子仁粉 50～90g，1 小时后服槟榔煎剂（槟榔片 80g，儿童酌减，加水 500ml，浸泡 1 夜，煎 1 小时后浓缩成 150～200ml 的滤液），再过半小时服 50% 硫酸镁 60ml。一般在 3 小时内即有完整虫体排出，少数病人可有恶心、呕吐、腹痛等反应。

服药后应留取 24 小时粪便，仔细淘洗检查有无头节。如未得头节，应加强随访，若 3～4 个月内未再发现节片和虫卵则可视为治愈。

（陆海英）

七、血吸虫病

我国流行的血吸虫病是由日本血吸虫引起的地方性寄生虫病，因日本血吸虫寄生于门脉系统所致，主要通过皮肤或黏膜与含有尾蚴的疫水接触而感染。急性期有发热，肠炎样症状，幼虫移行症状，肝、脾肿大，嗜酸性粒细胞升高等。晚期主要表现为肝硬化。

【诊断要点】

1. 流行病学资料：到过或居住于流行区，有疫水接触史，多发生于夏秋季。

2. 临床表现

（1）急性血吸虫病：有尾蚴皮炎史，有发热、荨麻疹、肝肿大与压痛、腹痛、腹泻，血中嗜酸性粒细胞显著增多。

（2）慢性血吸虫病：轻者无明显症状，可表现为长期不明原因的腹痛、腹泻和黏液血便，可有肝、脾肿大，尤其肝右叶肿大。

（3）晚期血吸虫病：主要表现为肝硬化，可有肝大、巨脾、腹壁静脉曲张、腹水及下肢水肿；胃镜检查有食管胃底静脉曲张，可发生上消化道出血。

（4）异位血吸虫病

1）肺型血吸虫病：最常见，见于初次感染急性期。咳嗽，偶有气短，胸片两肺中下野有粟粒样斑点，病原治疗后可消失。

2）脑型血吸虫病：急性型发生在感染早期，除有急性血吸虫病表现外，有精神症状、脑膜刺激征和锥体束体征；慢性型多发生在慢性血吸虫病患者，常见癫痫发作，亦可有精神症状、颅压高及灶性定位体征。脑脊液检查多正常，有时嗜酸性粒细胞增高。

3. 实验室及辅助检查

（1）血常规：急性期白细胞总数及嗜酸性粒细胞显著增多，白细胞总数多在（10～30）$\times 10^9$/L，嗜酸性粒细胞常占20%～40%或更高。慢性期嗜酸性粒细胞轻度增多。晚期因脾功能亢进，白细胞明显减少，并伴有贫血及血小板减少。

（2）粪便检查：大便镜检可找到虫卵，大便沉淀孵化出毛蚴可确诊。

（3）肝功能试验：血清丙氨酸转移酶多正常或轻度增高，血清球蛋白显著增高，蛋白质电泳显示丙种蛋白增高，晚期及少数慢性期病人血清白蛋白明显降低，白蛋白与球蛋白有倒置现象。

（4）免疫学检查

1）循环抗原测定：循环抗原阳性说明有现症感染。

2）环卵沉淀试验等检测其特异性抗体，有辅助诊断价值。

（5）结肠镜及肠黏膜活组织检查：可见肠黏膜有黄斑、息肉、瘢痕、肥厚、充血、水肿、溃疡等改变。组织活检（将活检肠黏膜夹在两片玻片之间，低倍显微镜下观察）可查到成堆的血吸虫虫卵。

（6）影像学检查：腹部B超可有肝、脾肿大，肝内回声增强、增粗呈网状结构，门静脉显著增宽，与肝炎肝硬化不同。

【诊断思路】

有血吸虫疫水接触史是血吸虫病诊断的必需条件，我国血吸虫病呈地方性流行，主要流行于长江流域及其以南地区，夏秋季发病。近期（1个月左右）到过或居住于流行地区。如出现发热、荨麻疹、肝肿大与压痛、腹痛、腹泻，血嗜酸性粒细胞增多者，应行大便沉淀孵化试验、循环抗原测定等检查明确急性血吸虫病的诊断；出现长期不明原因的腹痛、腹泻和便血，肝、脾肿大者，应考虑慢性血吸虫病的可能；有肝硬化症状和体征者，如除外肝炎肝硬化者，应考虑晚期血吸虫病的可能，大便孵化出毛蚴或循环抗原阳性可明确诊断。肠镜肠黏膜活组织虫卵检查有助于慢性血吸虫病的诊断。

【鉴别诊断】

1. 急性血吸虫病：应与败血症、伤寒与副伤寒、疟疾、急性粟粒性肺结核、病毒感染及其他肠道疾病鉴别。急性血吸虫病有血吸虫疫水接触史，临床有高热、肝大伴压痛和腹泻，化验嗜酸性粒细胞增多，大便孵化毛蚴阳性。

2. 慢性血吸虫病：与慢性菌痢、阿米巴痢疾、溃疡性结肠炎、肠结核、直肠癌等病鉴别。粪便孵化血吸虫毛蚴阳性可确诊。嗜酸性粒细胞增生有助于本病的诊断。肠镜肠黏膜组织检出血吸虫卵可确诊。粪便常规检查、培养、X线钡剂灌肠检查有助于诊断与鉴别诊断。

3. 晚期血吸虫病：与门脉性肝硬化及其他原因所致的肝硬化鉴别。血吸虫病肝硬化的门脉高压所引起的肝、脾肿大，腹水，腹壁静脉怒张改变较为突出，肝功能改变较轻。

4. 异位血吸虫病：肺血吸虫病须与支气管炎、粟粒性肺结核及肺吸虫病鉴别；急性脑血吸虫病应与流行性乙型脑炎鉴别；慢性脑血吸虫病应与脑瘤及癫痫鉴别。

【处　　理】

1. 一般及对症治疗：急性期持续高热病人，可应用解热剂降温处理，如毒血症症状严重可短期应用肾上腺皮质激素治疗；对慢性和晚期患者，应加强营养给予高蛋白质饮食和多种维生素，纠正贫血；肝硬化伴有门脉高压、腹水者，应予利尿，补充白蛋白，必要时外科手术治疗。患有其他肠道寄生虫病者应驱虫治疗。

2. 病原疗法：目前治疗首选吡喹酮，急性期病人总药量成人为 120mg/kg，儿童为 140mg/kg，分 4～6 日服完，每日 2～3 次；对慢性期病人，总药量成人 60mg/kg，儿童 70mg/kg，2 日内分 4～6 次服完；晚期患者总药量 40～60mg/kg，2 日内分 2～3 次服完。副作用少而轻，可有头昏、乏力、出汗或轻度腹痛等。

（陆海英）